当代中医外治临床丛书

脾胃病
中医特色外治 372 法

总主编 庞国明 林天东 胡世平 韩振蕴 王新春
主 编 庞国明 赵庆华 刘静生 王宏献

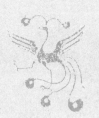

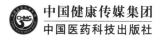

中国健康传媒集团
中国医药科技出版社

内 容 提 要

本书搜集了近几十年来脾胃病中医外治方法并结合现代临床实践和近年来的最新研究发展编撰而成。全书分为概论和临床应用两部分。概论部分概述了脾胃病中医外治法的发展历程、脾胃病常用外治法、中医外治法作用机制、注意事项以及如何提升中医外治治疗脾胃病的临床疗效。临床应用部分详论三十四种脾胃疾病，实用性强的中医外治法，特别是每种疾病都有中医外治法的综合评案，是本书的亮点之一。本书内容系统全面，荟萃了当今脾胃病中常见病临床外治方法，对从事中医、西医及中西医结合消化专业的临床医师、教师及科研工作者有较高的指导作用。

图书在版编目（CIP）数据

脾胃病中医特色外治 372 法 / 庞国明等主编 . — 北京：中国医药科技出版社，2021.5

（当代中医外治临床丛书）

ISBN 978-7-5214-2327-3

Ⅰ . ①脾… Ⅱ . ①庞… Ⅲ . ①脾胃病—中医治疗法—外治法 Ⅳ . ① R256.3

中国版本图书馆 CIP 数据核字（2021）第 035644 号

美术编辑 陈君杞
版式设计 也　在

出版 **中国健康传媒集团** | 中国医药科技出版社

地址 北京市海淀区文慧园北路甲 22 号

邮编 100082

电话 发行：010-62227427　邮购：010-62236938

网址 www.cmstp.com

规格 710×1000mm $^1/_{16}$

印张 14 $^3/_4$

字数 218 千字

版次 2021 年 5 月第 1 版

印次 2024 年 4 月第 2 次印刷

印刷 三河市万龙印装有限公司

经销 全国各地新华书店

书号 ISBN 978-7-5214-2327-3

定价 **39.00 元**

获取新书信息、投稿、为图书纠错，请扫码联系我们。

《当代中医外治临床丛书》
编委会

甘洪桥	艾为民	龙新胜	平佳宜	卢　昭
叶　钊	叶乃菁	付永祥	代珍珍	朱　琳
朱　璞	朱文辉	朱恪材	朱惠征	刘　辉
刘宗敏	刘建浩	刘鹤岭	许　亦	许　强
阮志华	孙　扶	苏广兴	李　松	李　柱
李　娟	李　慧	李　淼	李义松	李方旭
李玉柱	李正斌	李亚楠	李军武	李红梅
李宏泽	李建平	李晓东	李晓辉	李鹏辉
杨玉龙	杨雪彬	吴先平	吴洪涛	宋震宇
张　平	张　芳	张　侗	张　挺	张　科
张　峰	张云瑞	张亚乐	张超云	张新响
陈　杰	陈　革	陈丹丹	陈宏灿	陈群英
武　楠	岳瑞文	金　凯	周　夏	周克飞
周丽霞	庞　鑫	庞国胜	庞勇杰	庞晓斌
郑晓东	孟　彦	孟红军	赵子云	赵庆华
赵海燕	胡　权	胡永召	胡欢欢	胡秀云
胡雪丽	南凤尾	柳国斌	柳忠全	闻海军
娄　静	姚沛雨	钱　莹	徐艳芬	高言歌
郭　辉	郭乃刚	黄　洋	黄亚丽	曹秋平
曹禄生	龚文江	章津铭	寇志雄	谢卫平
靳胜利	鲍玉晓	翟玉民	翟纪功	

编撰办公室主任　韩建涛

编撰办公室副主任　王凯锋　庞　鑫　吴洪涛

本书编委会

主　编　庞国明　赵庆华　刘静生　王宏献

副主编（按姓氏笔画排序）

孙　扶　李茁壮　张　挺　郑晓东

柳忠全　洪新田　院　博

编　委（按姓氏笔画排序）

王红霞　付　凯　冯玉霞　冯群英

朱永钦　乔　敏　闫云鹤　许　亦

李　慧　李　淼　李玉红　李玉柱

李亚楠　李昆仑　张月涛　张亚乐

陈丹丹　庞国胜　聂　轩　徐敬江

常勤征　翟纪功

良工不废外治

——代前言

　　中医外治法是中医学重要的特色标志之一。在一定程度上讲，它既是中医疗法乃至中医学的起源，也是中医药特色的具体体现。中医外治法经历了原始社会的萌芽、先秦时期的奠基、汉唐时期的发展、宋明时期的丰富、清代的成熟以及当代的完善与发展。尤其是近年来，国家中医药管理局高度重视对中医外治法的发掘、整理与提升，并且将其作为中医医院管理及中医医院等级评审的考评指标之一，极大地推动了中医外治法在临床中的应用和推广。中医外治法与内治法殊途同归、异曲同工，不仅可助提临床疗效，而且可以补充内治法的诸多不足，故自古就有"良工不废外治"之说。因此，中医外治法越来越多地得到各级中医管理部门、各科临床一线医护人员的高度重视和青睐。

　　近年来，中医外治法的发掘、整理、临床应用研究虽然受到高度重视，但惜于这许许多多的传统与现代新研发的外治疗法散见于各个期刊、著作等文献之中，不便广之，尤其是对于信息手段滞后及欠发达地区的基层医务人员来说，搜集资料更加困难，导致临床治疗手段更是受到了极大的限制。为更好地将这些疗法推广于临床各科，更好地弘扬中医特色外治疗法，在上海高品医学激光科技开发有限公司、河南裕尔嘉实业有限公司的支持与帮助下，我们组织了全国在专科专病领域对外治法有一定研究的 50 余家中医医院的 260 余位临床专家编撰了这套《当代中医外治临床丛书》。本丛书以"彰显特色、简明扼要、突出实用、助提疗效"为宗旨，每册分为概论和临床应用两大部分。其中概论部分对该专病外治法理论基础、常用外治法的作用机制、提高外治临床疗效的思路与方法以及应用外治法的注意事项五个方面进行阐述；临床应用部分以病为纲，每病通过处方、用法、适应证、注意事项、出处、综合评按六栏对药物外治法、非药物外治法进行详细介绍。尤其是综合评按一栏，在对该病所选外治法进行综合总结分析的基础上，提出应用外治法的要点、心得体会、助提疗效的建议等，乃本书的一大亮点，为读者正确选用外治方法指迷导津，指向领航。本套丛书共分为内科、外科、妇科、儿科、五官科、皮肤科、男科、骨伤科、肛肠科、康复科十大类 20 个分册，总计约 300 万字。其中，书名冠以"××法"，实一方为一法。希望本套丛书的出版能为广大中医、西医、中西医结合临床工作者提供一套实用外治疗法参考书。

由于时间仓促，书中难免有不足之处，盼广大读者予以批评指正，以利再版时修订完善！

庞国明

2021 年 3 月

编写说明

中医学是在阴阳五行理论指导下，从动态整体角度研究人体生理、病理、药理及其与自然环境关系，寻求防治疾病有效方法的学问。而中医外治又是中医学的重要组成部分，它为人民的健康做出了巨大贡献。

我国广大中医工作者，在临床实践中，运用中医外治法治疗脾胃病取得了许多经验。近年来，脾胃疾病外治法从临床经验总结到实验室的理论研究等方面都取得了很大成绩。目前，运用中医外治法治疗脾胃病的临床研究很多，但尚无一本真正全面、系统地整理古今运用中医外治法治疗脾胃病的专著，我们通过搜集、整理古今文献，撰写了这本《脾胃病中医特色外治372法》。由于我们目前收集资料的途径还很局限，有些外治法，特别是民间的一些有特殊疗效的外治法由于没有发表途径，我们未能搜集到，有待今后修订时进一步充实。希望本书的出版，能促进我国脾胃病外治方法的交流发展。

考虑安全问题，本书处方需在医师指导下应用以免造成不良后果。由于本人水平及经验所限，难免有所疏漏，不足之处，恳请同道批评指正。

编　者

2020 年 4 月

目　录

第一章

概论

第一节　脾胃病外治法的发展历程

脾胃病外治学说作为中医学不可分割的重要组成部分，经历了一个漫长的历史发展过程。春秋战国至秦汉时期，脾胃外治学说开始初步形成；隋唐两宋时期，随着社会经济高度发展和科教文化软实力的提升，脾胃外治体系进一步得到发展，相关脾胃外治理论在临床实践中成为一种特色；金元时期，李东垣补土派的形成将脾胃学说推向了新的发展阶段；明清时期，脾胃外治学已经进入完善和充实阶段。

一、春秋战国至两晋时期

战国时期的《五十二病方》全书 283 首方剂中，外治方占 137 首，并载有多种外治方法，如熏、敷、涂、音、封等法，可以说《五十二病方》是记载外治为主的一部古医书，对《黄帝内经》《伤寒杂病论》外治法治疗思想亦有启发。《黄帝内经》中有热熨、膏涂、熏蒸、摩擦、温灸、沐浴等多种外治法治疗脾胃病的简述，反映了战国汉代初时期的外治法应用概貌。如在《素问·玉机真脏论》中有应用外治法治疗脾风的描述："肝传之脾，病名曰脾风，发瘅，腹中热，烦心出黄，当此之时，可按可药可浴。"《灵枢·杂病》中有取嚏法可用于治疗呃逆的描述："哕，以草刺鼻，嚏，嚏而已。"《伤寒论》中亦载治疗脾胃疾病的中医外治方法，如"少阴病，下利，脉微涩，呕而汗出，必数更衣，反少者，当温其上，灸之""伤寒，腹满，谵语，寸口脉浮而紧，此肝乘脾也，名曰纵，刺期门""少阴病，吐利……脉不至者，灸少阴七壮。"三国时期华佗是第一位较系统地运用膏摩法治病的医家，据《三国志·魏书·华佗传》和《后汉书·华佗传》记载，华佗曾用外治法治疗肠病："若病在肠中，便断肠湔洗，缝腹膏摩。"

二、隋唐时期

隋唐时期众多本草及方剂著作问世，由于药学、方剂等学科的拓展和创新，给临床用药带来大量创新的经验，极大促进了中医外治学的发展。

隋代《梅师集验方》记载以吴茱萸酒热敷治腹中癥瘕疾病。孙思邈所著《备急千金要方》记载了 50 余种外治之法并记载了脐疗外治法，创脐疗膏药，如紫金膏、太乙膏等。书中还记载了应用中医外治法治疗妇人泄利："久冷，及妇人癥瘕肠鸣泄利，绕脐绞痛，灸天枢百壮，三报之，勿万针。"

三、宋金元时期

宋金元时期，战乱频繁，百姓颠沛流离，饥饱无常，脾胃病多发、常发，促使脾胃外治法也得到快速发展。

《南阳活人书》载用葱白烘热敷脐治"阴毒腹痛"之经验。《圣济总录》初步探讨了中医膏药外治法治病之机制："膏取其膏润，以祛邪毒，凡皮肤蕴蓄之气，膏能消之，又能摩之也。"

四、明清时期

经过先贤的总结，历史发展至明清时期，外治法积累了丰富的理论和经验，方药齐备，从而为外治法治疗脾胃提供了良好的社会和学术环境，并于清时鼎盛，最终出现外治之宗。

《景岳全书》载治积聚医案中有"用艾火灸章门十四壮，以逐散其结滞之胃气"。明代李时珍所著的《本草纲目》中载有很多运用中医外治法治疗消化系统疾病的方法，如"二便不通，草乌头，葱蘸插入肛门，名霹雳箭""二便关格，白矾填脐中，滴冷水""口糜，白矾化汤灌"等。《古今医统》载："积聚痞块，灸痞，灸背脊中命门穴两旁各四指许是穴，痞在左灸右，在右灸左。"《寿世保元》以药熨治疗"腹内有痞者"，所用药物有：皮硝、千金贴痞膏、鸽粪、大蒜、木鳖子肉等。《普济方》收录了众多外治方剂，以及敷脐、熏洗、热熨等治疗脾胃疾病的外治之法。叶天士亦用平胃散热熨脐部治痢疾。《串雅内外编》是清代赵学敏从民间医疗经验中整理、筛选出简、廉、便、效的方药精粹编著而成。书中涉及外治法运用有 97 条，其中灸法 8 种。在给药途径上有敷、贴、洗、擦、浴、蒸、艾灸及探吐法、踏坐法等；在剂型上有丹剂、粉剂、锭剂、膏剂等；在配剂上有酒、醋、乳汁、唾液、童便、胆汁、蜜等。形成了较为完备的外治法给药体系，包括许多脾胃病外治方法，如在"针刺门"和"灸法门"中，用针刺治疗糊孙痨（小儿因寄生虫或脾胃病等原因造成的营养不良）。《针灸逢源》云："宜用灸以拔其结络之根……多灸为妙……火力所到，则其坚聚之气自然以渐解散，第灸痞之法非一次便能必效，须择其要处至三，连次陆续灸之，无有不愈者。"

《理瀹骈文》为清代吴尚先所著，此书被认为是中医外治学大成之作，吴尚先被尊为外治之宗师。书中对外治法，尤其是内病外治，在理、法、方、药等医学思想及治疗方面，均有系统的阐述。系统性、完整性以及内病外治思想是其突出特点。吴氏于《理瀹骈文》中曰："外治之理即内治之理，外治之药亦即内治之药，所异者法耳。医理药性无二，而神奇变幻。"吴氏此言说明外治与内治在理法方药四要素中，理方药是相同的，而不同的只是法而已，即治法不同。吴氏尤其重视中焦脾胃之治，其于《理瀹骈文》云："脾胃中州，经络之气皆交归于中以营运真灵之气者也。人以胃气为本，膏药补法，在借胃气。故无论何病，总以一膏先顾脾胃，使脾能健运，则饮食增而精气自足。虽有外侮，亦可御矣。"因中焦脾胃乃后天之本，又为人体水谷精微物质变化之器，为五脏六腑正常运行之枢纽，故此，无论内治、外治皆应注重脾胃。其在论著中记载了很多治疗脾胃病的外治法。如"中焦郁积，用金仙膏为多，气痛、腹痛立效""用一寒一热之药为饼置脐上，以熨斗盛炭火烫之，治伤寒食积，即为饼剂"。

第二节　脾胃病的常用外治法

中医外治法治疗疾病自古有之，历代医家皆有善用者，外治法如针灸、外敷、膏药等疗法皆应用广泛。随着社会的进步，近代中医药外治方法进一步发展壮大，借助现代科技发明了许多新的外治法，如中药离子导入、电针疗法、透皮贴敷法等。中医外治法方法多样，应用简便，安全有效，被广大患者所青睐。外治法治疗多种脾胃疾病疗效显著，可单独应用，亦可与内治法联合使用。外治法同内治法一样，也须根据病变部位进行辨证施治，方可得到理想的治疗效果。兹将常用外治法介绍如下。

（一）灸脐疗法

灸脐即在肚脐上做艾灸，利用肚脐皮肤薄、敏感度高、吸收快的特点，借助艾火的纯阳热力，透入肌肤，刺激组织，以调和气血、疏通经络，从而达到防病健体的目的。具有绿色自然、简单易行、效果突出等诸多优点，是一种不可多得的绿色养生方法。有直接灸与隔药灸两种。第一法：艾炷直接灸。将燃烧的艾炷直接悬在脐中上方1cm处施灸，以觉得有温热感为度。每次灸15~30分钟，每日1次，连灸10次为1疗程。全年可不定时灸3~5个疗程，秋冬季施灸效果更佳。因体质素虚而出现的胃肠功能紊乱、神经衰弱等疾病用此法防治效果较好。第二法：神阙隔姜灸。在姜片上穿刺数孔，覆盖于脐上，艾炷置于姜片上，点燃艾炷，以感温热且舒适为度，每次灸15~20分钟，隔日1次，每月灸10次，冬至开始灸最好。此法对寒邪引起的消化不良、腹痛诸症有预防作用。本法应用于脾胃病的主要作用如下。

（1）健脾和胃，升清降浊

灸脐疗法可增强脾胃功能，使清阳得升，浊阴下降，以健脾止泻，和胃降逆，用于治疗胃痛、反胃、痞满、呕吐、泄泻等。

（2）通调三焦，利水消肿

灸脐疗法能激发三焦的气化功能，使气机畅通、经络隧道通畅，能促进代谢，缩减脂肪，用于治疗小便不利、腹水、水肿、肥胖等。

（3）通经活络，行气止痛

脐通百脉，温热药贴脐后，能够通经活络，理气和血，达到"通则不痛"。适用于治疗肠麻痹、腹痛等，并且有防病驻颜，养生延年之效。

脐为先天之命蒂，后天之气舍，是强壮保健的要穴。脐疗可增强人体抗病能力，有活化细胞、润肤驻颜的作用。具有补脾肾、益精气，抗老驻颜之功，用于治疗虚劳诸疾，神经衰弱等病症，或预防保健，回春延年。

（二）针刺疗法

针刺疗法是在中医理论和中医临床思维方法的指导下，运用针具针刺人体的穴位或者部位，以防治疾病的一种方法。针刺疗法治疗脾胃病主要包括胃痛、痞满、呕吐、呃逆、腹痛、泄泻、痢疾、便秘、胁痛、黄疸及脾经和胃经病引起的经络酸胀、疼痛、麻木等。

1. 操作方法

（1）进针：①确定穴位；②施术部位常规消毒；③按腧穴深浅和患者体型选择合适的毫针；④施术者对准穴位进针。

（2）留针：进针完毕后，留针 20~30 分钟，待得气后，根据患者的证候选择补法、泻法、平补平泻等行针手法。

（3）起针：取出穴位上的针具，注意核对穴位和针数。

2. 禁忌证

（1）孕妇慎刺，怀孕 3 个月以下者，不能针刺脐腹及其以下穴位，怀孕 3 个月以上者，全身均应禁刺。

（2）小儿囟门未闭合时。

（3）皮肤有感染、溃疡、瘢痕或者肿瘤部位。

（4）有出血倾向或受伤后出血不止者。

3. 注意事项

严格执行无菌操作技术。患者不宜取站立位治疗，以防晕针。针刺过程中应观察患者面色、神情，询问有无不适反应，了解患者心理、生理感受，发现病情变化，立即处理。术后避免立即剧烈运动。

（三）拔罐疗法

拔罐疗法是以罐为工具，利用热力或抽吸，排出罐内空气，使罐内形成负压，使罐吸附在皮肤穴位上，达到通络活血、祛风散寒、消肿止痛的一种技术操作。拔罐疗法应用于脾胃病范畴可治疗胃痛、痞满、呕吐、呃逆、腹痛、泄泻、肩背酸痛、肢体麻木等。

1. 操作方法

用止血钳夹住酒精棉球并点燃，伸入罐内中段，点燃的火焰在火罐内转动一周，使罐内形成负压后迅速抽出，将罐扣在所选部位上，待火罐吸稳皮肤后施术者方可离开。可根据患者病情，选择拔罐方式（闪罐、坐罐、走罐）。

（1）坐罐：将罐吸附于皮肤上不动，留置10分钟。

（2）闪罐：将罐扣在所选部位或穴位上（不需灭火），待罐吸附后，立即拔下，再吸、拔，反复多次，至局部皮肤呈红紫色。

（3）走罐：先在所选部位皮肤上和罐口边缘涂上一层凡士林，将罐吸附后，一手扶罐体，另一手固定皮肤，用力平推罐体向上、向下、向左、向右，慢慢来回推动几次，至局部皮肤呈红紫色。

2. 禁忌证

高热抽搐及凝血机制障碍者，局部皮肤有破溃、瘢痕、高度水肿及大血管处，孕妇腹部、腰骶部；疲乏、饥饿或精神高度紧张的患者禁用拔罐法。

3. 注意事项

（1）在拔罐过程中要随时观察火罐吸附情况和皮肤颜色，患者如感局部疼痛或过紧，应提早取下，防止烫伤，或因负压过大而伤及皮肤。

（2）告知患者拔罐后局部勿直接吹风，4小时内禁洗冷浴。

（3）告知患者若局部出现小水疱，不必处理，可待其自行吸收；如水疱较大，应消毒局部皮肤后，用注射器吸出液体后覆盖消毒敷料。

（四）穴位贴敷疗法

穴位贴敷疗法是把所需的中药制成一定的剂型（粉、糊、膏等）贴敷于穴位上，利用药物对某组穴位的刺激和其药理作用而达到治病目的的方法。本法应用于脾胃病范畴适用范围广，主要运用于治疗胃痛、痞满、呕吐、呃逆、腹痛、泄泻等疾病。

1. 操作方法

根据患者病情，选择不同的配方中药，用中药粉碎机粉碎。用蜜、酒、醋调和中药粉，制成药膏或药糊，贴于穴位或病变部位上。

2. 注意事项

（1）有皮肤过敏或局部皮肤破损，不宜用此法。

（2）有些药物孕妇禁用，如麝香等。

（3）贴药后要外加固定。

（4）不宜连续贴敷用药太久，一般不超过 4~6 小时，以避免造成皮肤过敏或糜烂。

（五）中药灌肠疗法

中药灌肠疗法是将中药汤剂自肛门灌入，保留在直肠或结肠内，通过肠黏膜吸收达到治疗目的。适用于治疗脾胃病中的腹痛、便秘、结肠炎、慢性痢疾等。须注意肛门、直肠和结肠等手术史或大便失禁者、妊娠妇女、下消化道出血者禁用本法。操作方法如下。

（1）直肠注入法：备齐用物携至床前，嘱患者排空大便。测量药液温度，39~41℃为宜，用注射器抽取药液备用。嘱病人摆好体位，根据病变部位取左侧或右侧卧位，患者臀下垫胶单和治疗巾，并用小枕垫高臀部 10cm，暴露肛门，注意保暖。润滑肛管前端，与注射器连接，患者排气后夹紧肛管，轻轻插入肛门 10~15cm，缓缓推注药液 150ml，药液注完后再注入温开水 5~10ml，然后轻轻拔出。用卫生纸轻轻揉擦肛门，嘱患者尽量保留药液，医生协助患者取舒适卧位。

（2）直肠滴注法：备齐用物携至床前，嘱患者排空大便。测量药液温度，以 39~41℃为宜，倒入输液袋内，挂在输液架上，液面距肛门 30~40cm。嘱患者摆好体位，根据病变部位取左侧或右侧卧位，臀下垫胶单和治疗巾，并用小枕垫高臀部 10cm，暴露肛门，注意保暖。润滑肛管前端，与输液器连接，病人排气后夹紧输液管，轻轻插入肛门 10~15cm，用胶布固定，松开开关，调节滴速，每分钟 60~80 滴。待药液滴完时夹紧输液管或灌肠筒的连接管，拔出肛管放入盘中，用卫生纸轻揉肛门部。协助患者取舒适卧位，嘱咐患者尽量保留药液 1 晚，臀部小枕可 1 小时以后再撤去。

（六）耳穴压豆疗法

耳郭在人体上属于一个独立器官，耳穴与人体五脏六腑相对应。当人体出现不适时往往会在相关的穴位区域出现反应，通过刺激这些相应的穴位达到防病治病的目的。已经有研究表明通过按压耳郭的相应穴位可以促进机体的血液循环，进而调节人体的神经和体液系统。耳穴治疗是通过按压其穴进行良性刺激达到治疗目的。应用于脾胃病范畴可用于治疗各种急慢性消化系统疾病均可治疗。

1. 操作方法

应用时将王不留行或磁珠贴在 0.6cm×0.6cm 大小胶布中央，贴敷在选用的耳穴上，每日自行按压 3~5 次，每穴每次按压 30~60 秒，3~7 日更换 1 次，双耳交替进行。刺激强度以患者情况而定，一般儿童、孕妇、年老体弱、神经衰弱者用轻刺激法，急性疼痛宜用强刺激法。

2. 禁忌证

外耳有炎症、冻伤、疮疡、湿疹、破溃部位、习惯性流产、孕妇、年老体弱、疲劳者禁用。

（七）穴位注射疗法

穴位注射疗法是用注射器的针头代为针具刺入穴位，在得气后注入药液来治疗疾病的方法，是把针刺与药物等对穴位的渗透刺激作用结合在一起发挥综合效能，故对某些疾病能提高疗效。脾胃病范畴应用穴位注射法治疗胃痛、痞满、呕吐、呃逆、腹痛、泄泻、痢疾、便秘、胁痛。孕妇下腹部、腰骶部、三阴交、合谷等穴不宜用穴位注射法，以免造成流产；年老、体弱者，选穴宜少，药量应酌减。

1. 操作方法

患者取正坐位，每次取 2~4 穴，皮肤常规消毒，取 5ml 注射器抽取注射液 2ml，在穴位上斜刺 10~15cm，缓慢提插至有针感，抽吸针筒无回血后，注入药液（每穴注入药液 0.2~0.4ml），隔日 1 次，6~10 次为 1 疗程。

2. 注意事项

（1）严格遵守无菌操作规则，防止感染。

（2）使用穴位注射法时，应该向患者说明本疗法的特点和注射后的正常反应。如注射局部出现酸胀感、4~8 小时内局部有轻度不适，或不适感持续较长时间，但是一般不超过 1 天。

（3）药物不可注入脊髓腔，即脊柱两侧穴位及风池穴禁针。误入脊髓腔，有损伤脊髓的可能，严重者可导致瘫痪。

（4）年老体弱及初次接受治疗者，最好取卧位，注射部位不宜过多，以免晕针。

（八）壮医药线点灸疗法

壮医药线点灸疗法是采用经过药物炮制的苎麻线，点燃后直接灼灸患者体表的穴位，以治疗疾病的一种医疗方法。壮医药线点灸疗法应用于脾胃病范畴用于治疗虚证、寒证的胃痛、痞满、呕吐、呃逆、腹痛、泄泻、痢疾、便秘等疾病。

1. 操作方法

（1）持线：食指、拇指持线的一端，并露出线头 1~2cm。

（2）点火：将露出的线端点燃，如有火焰必须扑灭，只需线头有火星即可。

（3）施灸：持有火星线端对准穴位，拇指指腹稳重而敏捷地将有火星线头直接点按于穴位上，一按火灭即起为一壮，一般一穴灸 2~3 壮，可有轻微灼热感。

2. 注意事项

（1）持线对着火端必须露出线头，以略长于拇指为度，过长不便点火，过短易烧着术者手指头。

（2）必须掌握火候，施灸时以线头火星最旺时为点按良机，不要平按，要使珠火着穴。

（3）施灸手法是决定疗效的重要因素，严格掌握"以轻应轻，以重对重"的原则，即轻病则快速扣压，令火珠接触穴位即灭；重病则缓慢扣压，令火珠接触穴位时间较长方灭。

（4）灸后局部有灼热感或痒感，不要用手抓破，以免感染。

（5）灸前宜定好体位，以坐位或卧位为宜。

（6）灸时点一次火，灸一壮，再点再灸。

（7）眼球部位及孕妇禁灸。

3. 禁忌证

阴虚阳亢、出血、发热者禁用。颜面五官、阴部、心前区、大血管部位及妊娠妇女的腰骶部和小腹不宜施灸。

（九）雷火灸疗法

雷火灸起源于明代，是一种用特殊药物制成的条柱，长度在 10cm，直径有 1 元硬币大小，点燃后悬灸于穴位上，有点类似熏蒸。雷火灸燃烧时产生的辐射能谱是红外线和近红外线，通过对人体面（病灶周围）、位（病灶位）、点（穴位）形成高浓药区，在热力的作用下，渗透到组织深部来调节人体各项机能，可起到温通经络、祛风散寒、活血化瘀、散瘿散瘤、扶正祛邪的作用，对疾病起到根本的治疗作用。雷火灸应用于脾胃病范畴适用于治疗胃痛、腹痛、呕吐、泄泻、便秘等消化系统疾病。

1. 操作过程

用特殊的材料配制而成的雷火灸呈条形状，火炮粗壮，易燃烧。具有燃烧时火力猛、药力峻、渗透力强、灸疗面广的特点。雷火灸疗法的基本手法：泻灸、补灸、平补平泻达到更好的治疗疾病的效果。

（1）棒式悬灸：治疗时，将药棒的顶端点燃，对准治疗部位（或穴位）与皮肤保持一定距离，进行熏烤，使患者局部有温热感而无灼痛为宜，至皮肤发红、深部组织发热为度。

（2）旋转灸：将药棒一端点燃，对准治疗部位（或穴位），距离皮肤 2~3cm，均匀地上下移动或旋转。

（3）雀啄灸：将药棒一端点燃，对准治疗部位（或穴位），像鸟雀啄食一样，一前一后均匀、缓慢地移动。

2. 禁忌证

高血压、高热、青光眼眼底出血期、外伤眼部出血期、心衰、哮喘患者禁用；孕妇及崩漏患者慎用。

（十）中药硬膏贴疗法

中药硬膏贴法是将药物贴于患者体表局部或穴位上的一种方法，我国药典对硬膏剂基质的选择多不加说明，一般小量制备多采用铅硬膏或松香硬膏为基质，取所需基质加热熔融，放至半冷时加主药混合均匀，若主药溶解于基质时，可在保持基质熔融的最低温度时加入，不断搅拌至完全溶解，不耐热或挥发性药物与不溶性药物均应与基质溶液放冷时加入，迅速混合冷凝而制成涂料。该疗法应用于脾胃病范畴适应于治疗胃炎、胃溃疡以及肠炎引起的胃痛、腹痛、泄泻等症。

1. 操作过程

备齐用物（治疗盘，遵医嘱配置药物，贴膏药时备酒精灯、打火机、剪刀、纱布、胶带、绷带等），携至床旁，做好解释，核对医嘱。嘱患者取合适体位，暴露贴药部位，注意保暖。擦洗皮肤上的贴药痕迹，观察皮肤情况及用药效果。使用已经配置的药物并根据病灶范围，选择大小合适的膏药，剪去膏药周边四角，将膏药背面置于酒精灯上加温，使之烊化。敷药前用手背试温，以患者耐受为宜，防止烫伤，感觉膏贴不烫时，贴于患者治疗部位，用胶布固定，胶布过敏者可用纸胶贴固定。

2. 禁忌证

皮肤过敏者，不能耐受中药硬膏者。

（十一）中药离子导入疗法

中药离子导入法是利用直流电电场（或低频脉冲电场），将中药液中的分子电离成离子，并使其经皮肤或黏膜导入人体的一种治疗方法，具有理气止痛、抗炎镇痛等作用。本法应用于脾胃病范畴适用于治疗消化科胃痛、胃胀、腹痛、腹胀等症。

1. 操作方法

备齐用物携至患者床旁，协助病人取适当体位，暴露治疗部位，检查局部皮肤。将衬垫吸湿药物后放置于患处，根据导入药物的极性选择电板，带负离子的药物衬垫放上负极板（黑色导线），带正离子的药物衬垫上放上正极板（红色导线）。隔上塑料薄膜，用沙袋加压固定，必要时用绷带包扎固定，检查输出端电位调节器是否至"0"，再接通电源，根据治疗部位调节电流量，治疗 15~20 分钟。儿童不宜超过 10~15 分钟。结束时，先将输出电位调节器调至"0"后关电源。拆去衬垫，擦净皮肤，协助患者取舒适体位。

2. 禁忌证

高热、出血疾患、结核活动期、孕妇、严重心功能不全、有出血倾向、治疗部位有金属异物或带有心脏起搏器患者及对中药过敏者忌用或慎用。

3. 注意事项

（1）做好解释工作，告诉患者治疗过程中可能出现的感觉以便配合治疗。

（2）检查设备，确定处于使用状态。

（3）一个衬垫只供一个患者使用，衬垫上的药液要适量。

（4）开关电流及调整电流应缓慢，避免产生过强刺激的电流。治疗过程中施术者不能离开患者，随时观察患者的反应并及时调节合适的电流量，注意控制电流谨防电灼伤。

（6）检查治疗部位皮肤感觉有无异常、破损，如患者局部皮肤出现瘙痒、皮疹等皮肤过敏症状，可用皮炎平霜等药局部外涂，禁止搔抓，如有电灼伤可按烧伤处理以预防感染。

（7）通电开始时，电位器要从"0"位开始，缓慢调增到预定的电流强度。一般局部电流不超过 40A，全身电流量不超过 60A，小部位电流量不超过 10A，面部电流量不超过 5mA。治疗结束时，也要将电位器逐渐调至"0"位才关闭开关，以免患者感到突然通断电的电击感。

（8）局部皮肤如出现瘙痒等过敏情况，可用皮炎平霜等抗过敏药外用或暂停本治疗。如果发生直流电灼伤，可局部涂抹 2% 甲紫或湿润烧伤膏，注意预防感染即可。

（十二）按摩导引疗法

1. 按摩法

临床上，根据疾病的辨证，选用不同的治则，采取不同的手法。如按摩法治疗腹痛，以止痛为主的常用手法有掐合谷、足三里，推大肠等。

2. 导引法

（1）伸腰仰头法

《诸病源候论》："病心下积聚，端坐伸腰，向日仰头，徐以口纳气，因而咽之，三十过而止，开目。"操作方法：取坐位姿势，端正身体，腰部伸直，舌抵于上颚，怡神定气，然后向着太阳，缓缓地扬起头部，徐徐地以口将阳光之气吸入，同时缓缓咽下，如此连续练习 30 次。整个导引过程中宜睁开眼睛进行练习。本导引法以仰头向日，吸纳日光阳气，借助太阳温暖之阳气，攻散凝聚的邪气。本法取"天人合一"的思想，运用外界自然之阳气，驱除体内的病邪。在导引法上，"实者开目"，心下积聚属于实邪，所以练习的过程中宜睁开眼睛进行导引，可以泻其有余之邪气，以便于更好地达到祛邪的目的。在纳气、咽气的同时，最好兼行以意排下之，与开目相配合，则去积的疗效当更佳。

（2）两侧卧吐纳法

《诸病源候论》："左胁侧卧，伸臂直脚，以口纳气，鼻吐之，周而复始。除积聚，心下不便。"操作方法：先取左侧卧位，头侧枕于左手掌，左腿屈曲，右臂（向头部方向）、右腿尽量伸直，以口纳气，继而以鼻出气，36 次呼吸。然后换右侧卧位，操作同左卧位。此势导引法可以去除腹中积聚，心下痞结，不得畅快等疾。

（3）左按右举法

《诸病源候论》："以左手按右胁，举右手极形。除积及老血。"操作方法：取端坐位或站立位均可，身正腰直，将左手按于右胁上，对右胁进行有规律地回旋按摩，与此同时右手上举，掌心向上，尽力向上托举，使右侧胸胁部位得到充分伸拉。左手的按摩要有节律，要缓缓从局部逐渐向外延。按摩力度要轻柔，意想气透入于里。顺时针按摩 7 次，稍停顿，而后逆时针按摩 7 次。此势导引可长期坚持练习。本导引法采用的举手仰掌向上伸拉，旨在牵拉引动胁肋部位的足厥阴肝经和足少阳胆经的经气，从而达到疏理气机，行气活血的功效。

（4）正坐调息法

《诸病源候论》："闭口微息，正坐向王气，张鼻取气，逼置脐下，小口微出气，十二通。以除结聚。低头不息十二通，以消饮食，令身轻强。行之，冬月令人不寒。"操作方法：取坐位，端正身体，面向东方，深吸纳气，意念引气至脐下丹田，憋住呼吸（尽可能时间长），而后缓缓匀细地呼气，如此练习导引 12 次。本导引的另一操作方法：深吸气后，低头闭住呼吸，使气充斥于腹部，然后慢慢呼出，这种操作方法可以消除饮食食积。本方法比较注重腹式呼吸的练习，首先吸气时可以使横膈肌有节律地下降，将腹内脏器向下推动；呼气时则横膈肌上升，腹内脏器缓缓向上，如此一上一下往返运动，对腹内脏器起到了良好的按摩作用。

（5）展臂仰掌法

《诸病源候论》："端坐伸腰，直上展两臂，仰两手掌，以鼻纳气闭之，自极七息，名曰蜀上乔。除胁下积聚。"操作方法：取坐位，端正身体，伸展腰部，使上身中正。然后向上伸直两臂，掌心朝上，尽量向头上方托举，同时以鼻深深地吸纳清气，吸至极度时，口鼻俱闭，不使息出，达到自己的极限时，再缓缓地从鼻中呼气，如此则为一息，连续习练七息。此导引法在很大力度上伸展人体的上半身，直腰背展两手，极力托举，都可以很好地舒展少阳经脉的气机，从胸至腰部，上中下三焦之气得以疏通，气机运行更为舒畅。

（6）张腹吸腹法

《诸病源候论》："向晨去枕，正偃卧，伸臂胫，瞑目闭口不息，极张腹、两足再息，顷间吸腹仰两足，倍拳，欲自微息定复为之，春三、夏五、秋七、冬九。荡涤五脏，津润六腑，所病皆愈。腹有疾积聚者，张吸其腹，热乃止，癥瘕散破，即愈矣。"操作方法：取仰卧位，去枕头平躺，手臂（向头部方向）、下肢伸直，闭眼合口，尽力地扩张伸拉腹部并伸展两足，以鼻缓缓呼吸 2 次。然后快速地以腹部吸气，同时双臂与双下肢举起，背部离席。然后慢慢自然呼气，上身及上下肢回复原状，如此反复数次。此节导引较为重视腹部的锻炼。取仰卧位，在导引过程中加上两足以及背部的配合，有意地突出腹部的活动，使腹部的活动量加大，原文中加上一个"极"字，则更强调了腹部活动的重要性。

（7）治口津清淡无味导引法

《内功图说·分行外功》："口中津液冷淡无味，心中汪汪，乃冷也。宜吹气温之，候口有味，即冷退脏暖。"方法是口微张开，将肺内温暖之气经口频频吹出，至口中有味为止。

第三节　外治法的作用机制

中医外治法在治疗脾胃疾病方面，有其独到优势：作用迅速、疗效显著、副作用少、操作简单、取材容易，能够直接观察，随时掌握。

一、作用途径

（1）细胞扩散作用：贴敷在皮肤上的药物，可通过汗腺、皮脂通道的角质层转运（包括细胞内扩散、细胞间扩散）和表皮深层转运而吸收。

（2）水合作用：角质层的含水量与外界环境的湿度密切相关，膏药外贴，"气闭藏而不泄"，局部形成一种汗水难以蒸发扩散的密封状态，使角质层经水合作用后，可膨胀成多孔的状态，易于药物穿透，实验证明，外用药物后药物透皮速度可因而增加 4~5 倍，同时还能使皮温从 32℃增至 37℃，而加快透皮速度的作用。

（3）表面活性剂的作用：膏药中所含的一些表面活性剂，可促进被动扩散的吸收作用，增加表皮类脂膜对药物透过率。

（4）芳香性药物的促进作用："开窍有香""破结有辛"，在外治方中，冰片、麝香、沉香、檀香、石菖蒲、川花椒、白芥子、生姜、肉桂之类芳香药物，几乎诸方皆有。实验证明，用芳香类药于局部，可使皮质类固醇透皮能力提高 8~10 倍。

二、作用机制

1. 对经络的作用

中医经络学说认为，经络是人体组织结构的重要组成部分，是人体气血运行的通路，是沟通表里、上下的一个独特的系统。早在中医的经典著作《黄帝内经》中记载："夫十二经者，内属于脏腑，外络于肢节。"指出了经络外与皮肤肌腠相连，内与五脏六腑相接，以联络全身内外、上下各部分，使人体成为一个完整的、有机的统一体。它具有使气血运行全身，抗御外邪，内养脏腑，以维持机体内外环境相对平衡的作用。如果人体受了外邪或内伤，脏腑功能失调，气血不和，阴阳失去了平衡，疾病遂生。中医根据疾病的寒、热、虚、实的不同，分别运用"寒者热之，热者寒之，虚则实之，实则泻之"的治疗原则，选用相应的药物敷于患处（或远端的经穴处），通过药物不断刺激经穴，以疏通经络、调和气血，从而达到治疗疾病的目的。这一机制，与针灸疗法一样，都是通过经络的调节原理而起的作用。

2. 对神经的作用

经络与周围神经、神经节段、中枢神经有密切的关系。现代研究表明，不断地刺激某一局部的穴位，会使局部穴位上的各种神经末梢进入活动状态，因而促进人体的神经、体液调节作用和免疫机能，改善各组织器官的功能活动，使机体康复，达到防病治病的目的。

3. 对免疫功能的作用

现代科学实验证明以温药敷于人体具有强壮保健作用的穴位上可提高机体的免疫功能，具有抗衰老和抗肿瘤作用，其机制在于借助药物刺激经穴，通过神经反射作用，激发机体的调节功能，使机体的某些抗体形成，免疫力得以提高，从而增加人体的抗病能力和防御机能，故能战胜疾病和治疗疾病。

4. 药物本身的作用

中医治病有内治法和外治法。无论是内服药物和外用药物，都可以调整人体阴阳的平衡，促进身心健康。内服药物是从人体的内部来调节机体的机能；而外用药物是从机体外部来调节人体的机能。药物外用，是使药物通过皮肤渗透和吸收作用，使药物的有效成分进入血液，参与血液循环，达到病处并发挥治疗作用。同时通过药物对经穴的刺激，以激发经络之气，通过血管的吸收和输送，发挥其药理效应。所以，清代外治法大家吴尚先说："外治之理，即内治之理，外治之药，亦即内治之药，所异者，法耳。"其意是说外治法和内治法，虽然是给药途径和方法不同，但其治疗疾病的原理是一致的。

第四节　提高临床疗效的思路与方法

中医外治法，是中医治疗学的重要组成部分，它是以中医基础理论为指导，包括所有中草药制剂除口服外，施于皮肤、孔窍、腧穴及病变局部等的各种独特治疗方法。其种类已达 150 余种之多，简、便、廉、捷、验，故历千载而不衰。它不仅在骨伤、皮肤、五官、肛肠等疾病的治疗中起到至关重要的作用，而且对脾胃病也有显著疗效，尤其对老幼虚弱之体，攻补难施之时或"不肯服药之人""不能服药之症"，中医外治与内服法有殊途同归、异曲同工之妙，更有内服法所不及的优点。对一些疑难杂症，也往往获得令人惊奇的效果。由此可见，中药外治是一个值得系统整理、加强研究的重要课题。提升中医外治法治疗脾胃疾病的临床疗效，主要有以下几点。

一、施药之要首当辨证

外治之理即内治之理，外治之药即内治之药。由此可见，坚持中医基础理论为指导，严格遵循辨证论治的原则，是提高中药外治临床疗效关键之所在。外治之宗吴尚先强调指出，中药外治必须"先辨证、次论治、次用药"。并申明辨证有五：一审阴阳，二察四时五行，三求病机，四度病势，五辨病形，精于五者，方可辨证分明。辨证是施治的前提和依据，只有确定疾病的阴阳、表里、虚实、寒热之属性，抓住本质，把握病证的标本缓急，才能正确施治，达到预期效果。如泄泻一病，若症见暴注下迫、肛门灼热、粪便臭秽难闻，舌苔黄腻，脉滑数者，属湿热下注，当用葛根芩连汤或黄连汤灌肠治疗；若大便清稀，完谷不化，属脾胃虚寒者，则选用温中祛寒药物敷脐为第一捷法。只有如此，才能使中药外治疗法有据可依、有法可循，取得相应疗效。否则虚实不辨、寒热不明、表里混淆、阴阳不分，不但难以奏效，反会有碍疾病的康复。

二、根据病变部位与病情需要确定给药途径

病有在表与在里、局部与整体之别，而外治给药亦有施于体表、腧穴、五官九窍及病变局部之不同。因此，正确选择外治的给药途径与方法，有的放矢，是提高中药外治法临床疗效的又一重要环节。临床上确定给药途径的基本原则可归纳为以下三点。

1. 根据藏象学说，选取窍道给药途径

脏腑有病可反映于窍道，窍道给药又可作用于所属脏腑，以补偏救弊，调整阴阳，达到治疗内在脏腑病症之目的。如中焦脾胃疾病，常用的方法有敷脐、火熨、灸法等。吴尚先指出："以药切粗末，炒香、布包敷脐上，为第一捷法。"除敷脐之外，胸口及肝俞也是常用给药部位。

2. 根据腧穴功能，确定施药部位

不同的穴位有不同的功能与主治，尤其是某些特定腧穴，对相应的脏腑病症有着特殊治疗作用。因此，选穴外治，有的放矢，针对性强，同时还能起到对经穴刺激和药物的透皮吸收之双重治疗作用。胃脘部疼痛不解，可用山莨菪碱穴位封闭双足三里，以缓急止痛。呃逆不止可取内关、膻中以和胃降逆。

3. 根据病症特点，确定全身与局部给药

当疾患局限于体表或某一部位时，选择局部给药，可使药物直达病所，奏效速捷。如治疗胃癌，可选取抗癌膏药外敷，以消肿散结止痛。另外，可根据病情需要，宜多途径给药或多法并举。

三、促进药物经皮肤吸收

药物经皮肤吸收在中医外治法中，占有相当大的比重，举凡敷、贴、熨、搽、擦、洗浴、粉扑等法，皆是药物通过皮肤的吸收而发挥治疗作用。吴尚先认为："人身八万四千毫孔，皆气之所由出入，非仅口鼻之谓。"吴氏所言，道出了中医外治法药物经皮肤吸收的理论根据和实践验证。药物经皮肤吸收的途径有三：即角质层、毛囊皮脂腺、汗管口。由于作为皮肤附属器的毛囊皮脂腺及汗管口的表面积仅占皮表面积的 1%，所以角质层就成为药物经皮吸收的重要途径。角质层就是皮肤表面的一个完整的半通透膜，又是一种限制扩散作用的障碍（因皮肤的屏障功能几乎全在角质层）。因此，如何增大皮肤的通透性，提高药物的经皮透入率，是使其更好地发挥药效的关键。从现有中医外治法的资料分析，增大皮肤通透性的方法大致有如下几种。

1. 增加用药部位皮肤的温度

凡中医外治法之热熨法，如用白芥子、生川草乌、制乳没、独活等，共研细末，以醋炒热，布包热熨患处治疗腹痛等，皆可增加用药部位的温度，还到提高疗效的目的。据西医学研究表明，当外界温度升高时，皮肤的吸收能力增强。这主要是由于温度升高后，皮肤血管扩张，血流加快，已透入到组织内的药物扩散速度也加快，药物被不断地渗透到血液循环中的缘故。

2. 选择适当的用药部位

人体的皮肤由于角质层的厚度、毛囊密度等不同，其药物的透过率也有差异。中医外治法较常选用的用药部位为脐部，称为脐疗。脐是胎儿血液供应、营养输送的唯一通路，也是新生儿脐带脱落后遗留下来的一个生

命根蒂组织，在胚胎发育过程中为腹壁的最后闭合处，与全身结构比较，其角质层最薄，屏障功能最弱，药物易于穿透吸收。脐疗被吴尚先誉为治疗中焦之病的第一捷法，并记载"治黄疸用百部根放脐上，酒和糯米饭盖之，以口中有酒气为度；用干姜、白芥子敷脐者，以口辣去之"。说明药物经脐部的穿透力还是很强的。

3. 选择特定的药物造成表皮的轻度损伤

中医的发泡疗法，即是选用具有一定发泡作用的药物如斑蝥、白芥子、赤皮蒜等，造成表皮的轻度破损（引赤或发泡），并配合相应的药物局部贴敷而发挥治疗作用。如用白芥子、炒玄胡、甘遂、肉桂、淡附片等药物贴敷治疗寒性泄泻等。皮肤损伤时，破坏了角质层的屏障作用，使其通透性大大增加。

4. 赋形剂及皮肤渗透促进剂的应用

赋形剂及皮肤渗透促进剂在中医外治法中具有重要作用。单纯的药物外用渗透效果往往不太理想，加入赋形剂及皮肤渗透促进剂后，能促使药物加速透过皮肤屏障。常用的赋形剂有动植物油、蜂蜜、酒、醋等。动植物油具有良好的涂展性和穿透性，蜂蜜具有"天然的吸附剂"之称；醋能软坚散结，祛疾止痛；酒能活血散结，宣通经络，二者外用，可使人体血管扩张，促进血液循环，均有利于药物的渗透吸收。

四、精究剂型作用特点，合理选用外治剂型

中药外治剂型繁多，除传统的丸、散、膏、丹等外，近年来又开发出了气雾剂、灌肠剂、膜剂、乳剂、熨剂、注射剂等。各类剂型由于制法不同，作用特点各异。因而临床使用时必须合理选用，才能充分发挥剂型的疗效特点。如对虚寒性胃痛和腹痛，则宜用热熨剂或艾灸法以温经止痛；对慢性消化功能障碍、内脏功能减退等则宜肚兜剂或脐疗剂长期用之，缓图其效。再如配剂，由于酒精涂在皮肤上容易挥发，溶于酒精内的药物不易渗透到深部肌肉组织，故只适用于治疗皮肤体表疾患；又由于酒精有刺激性，故凡溃破后的疮疡及皮肤糜烂者均不宜用。又如，用花椒油调敷吴茱萸汤，有温中理气止痛的作用，但若使用油蜡膏或其他调剂调敷则往往

不能收到上述效果。可见剂型选择的合理与否，直接影响到疗效的高低，必须引起足够重视。

第五节　脾胃病应用外治法注意事项

任何一种外治方法除了有其适应证外，都应该掌握该方法的注意事项，否则，不是疗效减退就是出现不良并发症，因此，在治疗脾胃病方面应用的外治方法的注意事项也应引起足够的重视。

1. 讲究辨证施治

中医外治疗法，必须坚持以中医理论为指导，严格遵循辨证论治的原则。辨证是论治的前提和依据，也只有明确病变的阴阳、表里、虚实、寒热等属性，抓住疾病本质，把握病证的标本、轻重、缓急，才能正确施治，达到预期效果。例如：艾灸疗法，它的使用范围比较广泛，能治疾病甚多，但若不加辨证，盲目应用，不仅达不到预期治疗效果，反而适得其反。若病属寒证、阴证、阳虚证用此法效果甚佳，若病属实热证、阴虚发热者慎灸，如胃痛、腹痛属湿热证者，消化道出血属阴虚有热者等一切邪热内炽、阴虚阳亢的病证，均当禁灸，否则可能导致病情恶化。

2. 遵循三因制宜原则

中医学"天人相应"的自然辨证观，说明了大自然的千变万化，寒暑交替，时刻都影响着人体的生理与病理，而人体本身又有禀赋、体质、年龄、性别的不同，以及其生活习惯和环境等差异，因而运用外治疗法，就必须注意到自然因素和人的因素，即所谓因人、因时、因地制宜。也就是不但要区别长幼、男女、体质强弱，而且要结合季节、气候、地域的不同，以选择最佳外治方法和治疗时间。如中药硬膏贴敷治疗冬季贴敷 6 小时，夏季贴敷 4 小时，皮肤敏感者贴敷 2 小时。中药封包治疗的药包温度一般保持 50~60℃，不宜超过 70℃，但年老、婴幼儿及感觉障碍者，药包温度不宜超过 50℃。孕妇腹部及腰骶部、大血管处、皮肤损伤处及炎症反应期、局部感觉障碍处忌用。

3. 根据病变部位与病情需要选择外治方法

病有在表与在里、局部与整体之别，而外治之法亦有施于体表、腧穴、五官九窍及病变局部之不同。因此，正确选择外治的方法，有的放矢，是提高中医外治临床疗效的重要环节。比如，根据腧穴功能，确定施治部位，不同的穴位有不同的功能与主治，尤其是某些特定腧穴，对相应的脏腑病症有着特殊治疗作用。因此，选穴外治，有的放矢，针对性强，同时还能起到对经穴刺激和药物的透皮吸收之双重治疗作用。又如，外治法治疗腹泻，通过多途径、多方位、多种手段并用，可明显地增加疗效，对寒证、虚证之腹泻运用敷脐、隔药灸等法可逼药入腹，直达病所，效果较佳；如治疗慢性溃疡性结肠炎所致腹泻加用中药保留灌肠法可以起到祛腐浊、排秽毒、增新液的作用，并可使药物直接作用于病变部位，有固肠止泻的作用，治疗慢性久泻有独特的疗效。

4. 严格遵守操作规范

中医外治疗法疗效显著，外治法可单独应用，亦可与内治法结合使用，甚至很多病证都需要使用多种治疗方法进行综合治疗，以达到提高疗效的目的。这就更需要临床严格遵守操作规范，在保证疗效的同时，也避免给患者增添不必要的痛苦。例如：灸法及外敷疗法，根据患者个人体质差异，应注意操作时间及药液保留时间，注意局部皮肤的保护，防止过敏反应。中药熏洗治疗要注意患者治疗前的一般状况，掌握好治疗时间，避免晕倒和摔伤。针刺操作时要掌握进针的方向及进针的深浅，治疗结束后若出现拔针困难时不要强行拔针以避免断针。使用按摩导引方法，按摩部位要准确，手法的力度要适中，避免引起患者的疼痛、不适甚至不良反应。

5. 注重人文关怀

中国素有"人文学术之邦"的美称，人文关怀一直是中国传统医学的重要内涵。中医本身就是一种人文医学，每一个诊疗过程中都渗透着对患者的尊重、关怀。在中医外治法治疗过程中注重人文关怀，可有利于提升患者依从性，提高治疗效果。比如，操作前充分评估患者心理状态、皮肤状况、对该项治疗的了解程度等；操作中注意遮挡，保护患者隐私，及时询问患者感受，操作后认真交代注意事项。比如，热熨法，烫熨过程中，必须注意保持药袋的温度，低于40℃应及时更换或重新加热，以保证患者舒适感，保证治疗效果。适时与患者进行语言交流，减轻患者的紧张、不安情绪。同时，注意观察局部皮肤颜色情况，询问患者对热感的反应，防止烫伤，避免护理不良事件发生。一旦出现皮疹、瘙痒等症状应暂停使用，并对症处理。烫熨过程中，注意保暖（夏天不宜使用空调）。烫熨结束后嘱患者不宜立即洗澡，防止感冒。

中医外治与内治法一样，均是以中医的整体观念和辨证论治思想为指导，运用各种不同的方法作用于皮肤、孔窍、腧穴等，以发挥其疏通经络、调和气血、解毒化瘀、扶正祛邪等作用，使失去平衡的脏腑阴阳得以重新调整和改善，从而促进机体功能的恢复，达到治病的目的。坚持以中医理论为指导，严格遵守辨证论治的原则，因人、因时、因地制宜，根据病情选择合适的外治法，遵守操作规范，注重人文关怀，必能达到理想的治疗效果。

第二章

临床应用

第一节 食管炎

食管炎即食道炎，泛指食管黏膜浅层或深层组织由于受到刺激或损伤，食管黏膜发生水肿和充血而引发的炎症。化学性刺激包括胃酸、胆汁、烈酒以及强酸、强碱药物等；物理性刺激包括食热烫的食物、饮料，食管异物（鱼刺等）嵌顿，长期放置鼻胃管等。由于化学治疗、放射治疗导致食管局部受损，或患者本身抵抗力下降导致结核杆菌、真菌（念珠菌）或病毒感染亦可引发食管炎。临床最常见的是胃酸反流引起的反流性食管炎。

1. 临床诊断

主要以胃脘灼热感，吞咽疼痛、困难及胸骨后疼痛居多。当食管炎严重时可引起食管痉挛及食管狭窄，吞咽食物感到"发噎"，甚至呕吐。一般食管炎出血较轻微，但也可能引起呕血或黑便（柏油便）。不同病因引起的食管炎可伴随相应的临床表现。查上消化道内镜（食管镜、胃镜）可见食管黏膜充血、水肿，表面糜烂及浅小溃疡，有时可见食管狭窄，内镜通过受阻。须注意与食道癌相鉴别。

2. 中医分型

（1）肝胃不和型：每因情志不遂而致胃灼热感、胸骨后或心窝部灼痛，泛酸、嗳气，胸脘痞闷，两胁疼痛；女性可伴有乳房胀痛，月经不调，舌淡红，苔薄白，脉弦。

（2）脾虚气滞型：胃脘胀满隐痛，泛酸或泛吐清水，剑突下或胸骨后灼热，嗳气则舒，食欲缺乏，大便不调，舌淡，苔白，脉沉弦或弦细。

（3）脾胃虚寒型：患病较久或素体虚弱，胃脘胀闷，泛吐清水或吞酸，四肢不温，体倦乏力，大便溏薄，舌淡红，苔薄白，脉沉迟。

（4）气郁痰阻型：胸脘气闷，嗳气叹息，胸胁窜痛，情绪舒畅时可减轻，咽管后灼热，呕吐痰涎，吞咽如梗，咳嗽有痰或咽部灼热疼痛，舌苔白腻，脉弦滑。

（5）气虚血瘀型：面色无华，神疲乏力，形体消瘦，气短懒言，口干咽燥，吞咽困难，呈持续性胸骨后疼痛，舌淡暗有瘀点，脉沉涩。

（6）痰瘀互结型：吞咽梗阻，或食而复出，胸膈满闷刺痛，泛吐黏痰，大便干结，舌暗或有瘀点，苔厚腻，脉沉涩。

（7）脾虚胃热型：胃脘隐痛胀闷，泛吐酸水、清水，嗳气，纳差，大便时干时溏，剑突下灼热，胃中嘈杂，口干喜饮，胸中烦闷，舌淡红，苔薄黄或薄白，脉弦缓。

一、药物外治法

（一）药穴指针法

处方 001

郁金 24g，丁香 10g，香附 10g，吴茱萸 10g，黄连 6g，半夏 24g，陈皮 18g，厚朴 18g，槟榔 24g，旋覆花 15g，生姜 15g。

【用法】药品集中放在一个罐子当中，放入 1000ml，50 度的白酒，充分浸泡 2 小时。医务人员缠少许棉花在手指上，然后在药中蘸一下，将药品涂抹在患者的肝俞、脾俞、胆俞、胃俞等穴位上，轻轻按揉，每次持续的时间为 15 分钟，每天进行 2 次的揉捏，上午进行 1 次，下午进行 1 次，1 个疗程的时间为 3 个星期。

【适应证】肝胃不和型食管炎。

【注意事项】患者一般睡前 3 小时不允许再吃任何的食物，一些会加重病情的食物坚决不食，例如可可类、脂肪类和酒精类等，患者不能抽烟、喝酒，吃过饭以后不能够马上就睡觉，枕头高度在 10~20cm 之间。

【出处】《中医临床研究》2013，5（18）：51–52.

2. 穴位贴敷法

处方 002

生大黄 15g，公丁香 10g，沉香 10g，氯苯那敏 0.06g，阿托品 4.5mg。

【用法】上药物研粉末，与 75% 的酒精调成糊状，贴于神阙穴，用胶布固定，每半日或 1 日 1 换，7~10 日 1 疗程。

【适应证】反流性食管炎，贲门弛缓症。

【出处】《中国民间疗法》1994，1（5）：3.

3. 中药涂擦法

⚕ **处方 003**

鬼笔 50g。

【用法】取鬼笔 50g，打浆过滤，加 75% 乙醇 100ml，浸泡 7 日后即可使用，用时摇匀。患者暴露胸部，皮肤先用温水擦干净，用脱脂棉蘸本品少许涂擦胸骨外皮肤，以疼痛明显部位为佳，每次涂擦 3 遍，日 3 次。

【适应证】反流性食管炎症见胸骨后疼痛明显者。

【出处】《江西中医药》1996，27（1）：29.

二、非药物外治法

1. 针刺法

⚕ **处方 004**

中脘、足三里、阳陵泉、内关、期门。

【操作】患者取仰卧位，选取中脘、足三里、阳陵泉、内关、期门，常规消毒后，直刺穴位 1~1.5 寸，根据辨证实施提插捻转、补虚泻实手法，以得气为度，每次留针 30 分钟，每日 1 次，疗程 4 周。

【适应证】反流性食管炎症见胸骨后灼烧感、反酸、上腹部疼痛、恶心。

【注意事项】治疗期间避免穿紧身衣，避免餐后弯腰下蹲等动作，避免餐后立即卧床，要求戒烟禁酒，忌饮浓茶咖啡及甘肥酸辣食品。

【出处】《福建中医药》2013，44（5）：7-9.

2. 电针法

⚕ **处方 005**

天突、上脘、中脘、下脘、天枢、气海、关元、太冲、足三里。

【操作】患者取仰卧位，常规消毒后，天突穴先直刺 2.5~5cm，然后针尖向下，沿胸骨柄后缘直刺 2.5~3.5cm，局部以感觉胀麻感为佳，但不可过度深刺及大幅度提插捻转，根据辨证实施提插捻转、补虚泻实手法，得气为度。上脘、中脘、下脘、天枢、气海均直刺穴位后，施以提插捻转手法，手法均为平补平泻法，以局部胀沉感为佳。气海穴针尖按任脉循行方向，略以向心方向刺入，针刺深度在 3.0~4.5cm，内关、太冲均为平补平泻法，以局部胀沉感为佳。针刺后接电针仪。天突、中脘连接一组电极，上脘、下脘及双天枢穴各连接一组电极，均采用连续波，频率为 100Hz/s。电流强度为患者耐受为度。每次治疗时间为 30 分钟，10 天为 1 个疗程，中间休息 4 天，共治疗 2 个疗程。

【适应证】胃食管反流病。

【注意事项】针刺前不得进食过饱。

【出处】《辽宁中医药大学学报》2014，16（10）：19-21.

3. 火针法

处方 006

心俞、督俞、膈俞、脾俞、胃俞、上脘、中脘、下脘、天枢、章门、足三里、阳陵泉、三阴交、太冲、手三里、内关、合谷。

【操作】火针治疗取穴分为四组，第一组取心俞、督俞、膈俞、脾俞、胃俞等；第二组取上脘、中脘、下脘、天枢、章门等；第三组取足三里、阳陵泉、三阴交、太冲等；第四组取手三里、内关、合谷等。以上穴位皮肤局部消毒后用火针点刺，然后以毫针刺入后留针 30 分钟以上，治疗每周3 次，9 次为 1 个疗程，治疗 3 个疗程。

【适应证】胃食管反流病肝胃郁热型。

【注意事项】控制饮食，少食多餐，戒烟酒，减少浓茶、咖啡、巧克力等，避免在生活中长久增加腹压的各种动作和衣物。

【出处】《世界中西医结合杂志》2015，10（11）：1600-1602.

4. 背俞穴指针法

处方 007

双侧肝俞、胆俞、胃俞及脾俞。

【操作】每日行背俞指针疗法 1 次，具体操作如下：准确定位双侧肝俞、胆俞、胃俞及脾俞，然后在穴位上先后以按揉法、扣法及捏法进行操作，每次操作 15 分钟，每日 1 次，以穴位微微发热感为度，连续治疗 3 周。

【适应证】脾胃虚寒型胃食管反流病。

【注意事项】抬高床头 15~20cm，减少食量，低脂饮食，忌烟酒及辛辣食物。

【出处】《辽宁中医杂志》2013，40（9）：1861–1863.

5. 穴位埋线法

处方 008

羊肠线。

【操作】每周行穴位埋线疗法 1 次，具体操作如下：将 0 号医用羊肠线剪成长 1cm 的线段若干，浸泡在 75% 的酒精内备用，在无菌条件下，将羊肠线从针尖入口处穿入一次性注射器针头，将 0.30cm×4.0cm 长针灸针从注射针的针尾插入。准确定位双侧脾俞穴、胃俞穴、肝俞穴、胆俞穴、足三里穴，常规消毒局部皮肤，将注射针刺入穴位所需深度，出现针感后轻推针灸针，同时退出注射针，将肠线埋入穴位内，局部以无菌干棉球按压片刻即可，每周 1 次。

【适应证】寒热错杂型食管炎。

【注意事项】嘱所有患者抬高床头，睡前 3 小时不再进食，避免摄入高脂肪和刺激性食物（如巧克力、薄荷、咖啡、洋葱、大蒜等），戒烟酒。

【出处】《河南中医》2014，34（1）：22–23.

6. 电针联合耳穴压豆法

处方 009

体穴：天突、膻中、鸠尾、中脘、内关、足三里、三阴交、丰隆、公孙、太冲穴。耳穴：食管、贲门、胃、内分泌、神门、交感、脾、肝穴。

【操作】①电针：取天突、膻中、鸠尾、中脘、内关、足三里、三阴交、丰隆、公孙、太冲穴，局部消毒，选取 28~30 号针灸针，天突、膻中、鸠尾平刺，余穴直刺，得气后，天突行平补平泻不留针，余穴接通电针治疗仪，电流量以患者有较强针感但不感觉疼痛为度，每 5 分钟行针 1 次治疗，30 分钟起针。每日 1 次。②耳针：取食管、贲门、胃、内分泌、神门、交感、脾、肝穴，用耳穴探测仪分别找到每一穴区敏感点，在敏感点上逐一放置干燥、坚硬，直径 2cm 的王不留行籽 1 粒，分别用 0.5cm×0.5cm 大小的橡皮膏粘贴固定。嘱患者每日挤捏王不留行籽，每籽挤捏时间 3~5 分钟，强度以患者感到压籽部位痛如针刺或耳郭发热为度。每 2 日换 1 次，耳交替进行。

【适应证】反流性食管炎。

【注意事项】肥胖者减肥，避免饭后卧床或剧烈运动，少食少餐，忌烟、酒、浓茶、咖啡，睡眠时床头抬高 10~20cm，避免穿紧身衣，减少脂肪、巧克力的摄取，避免酸辣等刺激性食物或饮料。

【出处】《中国中医药信息杂志》2004，11（10）：907-909.

综合评按：食管炎根据临床特征，可归属于中医学"反胃""胃痞""吐酸""噎膈""呕吐""梅核气""食管瘅"等范畴。中医学理论体系的主要特点，一是整体观念，二是辨证论治。人是一个整体，又是不同的独立个体，中医治病根据不同个体四诊合参，辨证论治，依证选方，整体把握。正是基于这种认识，中医药外治治疗反流性食管炎在缓解症状、降低复发率上凸显极大的优势，临床疗效甚佳。其中，中医外治法多以针法、灸法为主，以调节气机升降，温通阳气，但需要辨证施治选取穴位，审证查因，对证择法，依法选方，施以正确的治疗。同时患者还应注意忌酒戒烟，注意少量多餐，低脂饮食，晚餐不宜吃得过饱，避免餐后立刻平卧，肥胖者应该减轻体重。保持心情舒畅，增加适宜的体育锻炼。就寝时床头整体宜抬高 10~15cm，对减轻夜间反流是个行之有效的办法。尽量减少增加腹内压的活动，如过度弯腰、穿紧身衣裤、扎紧腰带等。

第二节　食管癌

食管癌是常见的消化道肿瘤，全世界每年有 30 万人死于食管癌。其发病率和死亡率各国差异很大。我国是世界上食管癌高发地区之一，每年平均病死 15 万人。男多于女，发病年龄多在 40 岁以上。食管癌典型的症状为进行性咽下困难，先是难咽干的食物，继而是半流质食物，发展到最后水和唾液也不能咽下。

1. 临床诊断

食管癌早期症状常不明显，但在吞咽粗硬食物时可能有不同程度的不适感觉，包括咽下食物梗噎感，胸骨后烧灼样、针刺样或牵拉摩擦样疼痛。食物通过缓慢，并有停滞感或异物感。梗噎停滞感常通过吞咽水后得以缓解或消失。症状时轻时重，进展缓慢。中晚期食管癌典型的症状为进行性咽下困难，先是难咽干的食物，继而是半流质食物，最后水和唾液也不能咽下。常吐黏液样痰，是唾液和食管的分泌物。患者逐渐消瘦、脱水、无力。持续胸痛或背痛提示为晚期症状，癌细胞已侵犯食管外组织。当癌肿梗阻所引起的炎症水肿暂时消退，或部分癌肿脱落后，梗阻症状可暂时减轻，常误认为病情好转。若癌肿侵犯喉返神经，可出现声音嘶哑；若压迫颈交感神经节，可产生 Horner 综合征；若侵入气管、支气管，可形成食管、气管或支气管瘘，出现吞咽水或食物时剧烈呛咳，并发生呼吸系统感染。最后出现恶病质状态。若有肝、脑等脏器转移，可出现黄疸、腹腔积液、昏迷等状态。查胃镜、上消化道造影结合病理诊断即可确诊。

2. 中医分型

（1）痰气交阻型：吞咽时有梗塞感，胸脘痞满，情绪不舒时可加重，泛吐痰涎，口干咽燥，嗳气呃逆。舌质偏红，苔腻，脉弦细而滑。

（2）热结阴亏型：吞咽梗涩，胸膈灼痛，固体食物难咽，但汤水可下，形体渐渐消瘦，口渴喜饮，大便干结，五心烦热，潮热盗汗。舌红少苔，或带裂纹，脉弦细数。

（3）痰瘀互结型：胸骨后刺痛，痛有定处，咽食梗阻不畅，或食后即吐，或呕吐痰涎，或呕出物如赤豆汁，大便干结，坚如羊屎，形体更为消瘦，肌肤枯燥，面色晦滞。舌有紫斑，苔腻，脉细涩。

（4）气虚阳微型：长期饮食不下，汤水难进，精神疲惫，形寒气短，泛吐清涎，面浮肢肿，脘腹胀大，面色灰白。

一、药物外治法

1. 灌肠法

处方 010

黄芪 20g，枳实、厚朴各 12g，陈皮、大黄（后下）各 9g，木香（后下）10g，甘草 3g。

【用法】将灌肠器插管缓缓插入肛门 10~15cm 处，打开调速器以每分钟 150 滴，于 15 分钟内滴入上述中药煎剂 200ml，灌肠完毕后嘱患者取左或右侧卧位，臀部垫高 10cm，床头摇低或垫高床尾 10cm，保留灌肠液。每隔 12 小时重复注药 1 次，至首次排气排便后停用。

【适应证】食管癌术后胃肠功能差，排便、排气困难。

【出处】《中国中医药现代远程教育》2013，11：12.

处方 011

火麻仁、郁李仁各 15g，桃仁 10g，当归 10g，黄芪 30g，半枝莲 15g，白花蛇舌草 15g。

【用法】上药水煎，做成等渗、等温溶液。先用试纸测试，避免药液过酸，将过滤后药液放入输注瓶中，连接尿管，插入肛门 25cm，胶布固定，调整滴数以有无便意为度。

【适应证】晚期食管癌食道完全梗阻。

【出处】《实用内科杂志》1994，8（4）：44.

处方 012

行腑通气汤：大黄 10g（后下），枳实 15g，厚朴 20g，陈皮 15g，木香 10g，乌药 10g，桃仁 10g，肉苁蓉 20g。

【用法】上药水煎取汁 200ml，具体操作方法如下：患者取侧卧位，臀部垫高 10cm，用保留灌肠管缓慢插入肛门 20cm，控制药液温度 38℃，灌入行气通腑汤，尽量保留药液在肠道内吸收，1 天 1 次，首次排便后停止灌肠。

【适应证】食管癌术后胃肠功能恢复。

【出处】《成都中医药大学学报》2016，39（4）：44–46.

2. 穴位贴敷法

🥣 处方 013

当归 400g，阿胶 400g，人参 400g，白术 400g，川芎 400g，丹参 400g，鸡内金 500g，全瓜蒌 500g，鳖甲 500g，皂刺 500g，水蛭 600g，全蝎 600g，细辛 600g，透骨草 300g，冰片 100g，明矾 100g，麝香 10g。

【用法】将上述药物除阿胶、冰片、明矾、麝香外全部用提纯法获得浸膏，烘干后磨极细粉（160 目），同时再将阿胶、冰片、明矾和麝香磨极细粉（160 目），共同混合均匀后密封备用。按传统工艺熬制成膏，再将上述药物提取的浸膏细粉全部倒入锅内，搅拌 10 分钟即可收膏。将膏药置入水中浸泡 7 天，以祛火毒，最后机械化涂布上托（脱敏无纺胶布），每贴 10g，密封包装备用，即制成膏药。外用，将皮肤洗净擦干，先快速揭去膏面塑料防粘膜，微火将膏药烘软，反复拈转，使之均匀，再揭去膏片周围防黏纸和边条，将膏药贴于神阙穴（肚脐）、双胃俞穴和疼痛处，每贴贴 5 天。

【适应证】食管癌晚期疼痛。

【注意事项】孕妇、皮肤破损处及皮肤过敏者禁用。

【出处】《世界最新医学信息文摘》2015，15（77）：104-105.

🥣 处方 014

香腹膏：木香、大腹皮、砂仁磨粉备用，取新鲜姜，清洗干净，取姜汁，加水并用文火煮 1 小时，取吴茱萸加入姜汁中，加入上述药粉调制，搓成柱状（直径 3cm，高 1cm），应用前将香腹膏加热至 50℃。

【用法】先进行穴位按摩，顺时针按摩中脘、神阙穴位，按摩力度以患者主诉感到酸、麻、胀为宜，按摩 30 秒，间歇 30 秒，时间控制在 15~20 分钟，然后用香腹膏贴敷，于肚脐部贴香腹膏，借助无纺胶布固定，每次贴敷 6 小时，1 天 2 次，坚持 7 天。

【适应证】食管癌晚期胃肠功能恢复。

【出处】《深圳中西医结合杂志》2015，25（15）：53-54.

4. 穴位注射法

🥣 **处方** 015

肿节风注射液。

【**用法**】取膻中、膈俞、胸椎 4~9 夹脊穴，应用肿节风注射液注射入以上穴位，每次选穴 2~4 穴，每穴注射 0.5ml，隔日 1 次。

【**适应证**】食管癌晚期症见吞咽困难者。

【**出处**】《上海针灸杂志》1994（6）：255-256.

二、非药物治疗法

1. 拔火罐法

🥣 **处方** 016

火罐。

【**操作**】胸痛选取胸痛点相对应的后背正中线上 2~3 指处拔火罐，背痛选取痛点及痛点上 2~3 指正中线处为穴。每次拔 2~6 个罐，留罐时间 10~15 分钟。

【**适应证**】食管癌胸背疼痛。

【**出处**】《辽宁中医杂志》1988（7）：40.

2. 针刺法

🥣 **处方** 017

主穴：天鼎、止呕、璇玑、膻中、上脘、中脘。配穴：内关、足三里、公孙、三阴交。

【**操作**】采用 30 号 1.5 寸毫针。天鼎穴双侧进针，针尖向天突穴斜刺；止呕横刺，针尖向下透向天突穴，其他穴位均常规取穴，以平补平泻手法，留针 30~40 分钟，隔日 1 次，连续治疗 1 个疗程（2 个月）。

【**适应证**】食管癌晚期进食困难者。

【**出处**】《上海针灸杂志》1994（6）：255-256.

3. 艾灸法

🥣 **处方 018**

神阙、足三里、中脘穴。

【操作】在常规放疗的同时用艾条温和灸，充分暴露腧穴部位，点燃艾条的一端，对准穴位施治，距皮肤 1.5~2cm，采用温和悬灸法，以患者感到局部温热、舒适而不灼痛，局部皮肤呈红晕为度，每日灸 1 次，每穴每次灸 10~15 分钟，治疗 40~45 天疗程结束。

【适应证】食管癌放疗后免疫功能低下者。

【出处】《南京中医药大学学报》2008，24（1）：12–14.

4. 耳穴压豆法

🥣 **处方 019**

耳穴：神门、交感、皮质下、枕、压痛点。

【操作】患者取卧位或坐位，耳部用 75% 乙醇棉球消毒后，左手固定耳郭，右手持血管钳将粘有王不留行籽的胶布（0.8cm×0.8cm）贴于上述耳穴上，用食指、拇指于耳前后捻压，手法由轻及重，每个穴位按压 2 分钟，使产生酸、胀、痛、热的感觉，每天按压 3~4 次，每天贴一侧耳穴，两耳轮换。

【适应证】食管癌晚期疼痛明显者。

【注意事项】若外耳有明显炎症或病变，如冻疮、感染、溃疡及湿疹等，应暂停治疗；有严重器质性疾病，如心脏病、肝肾衰竭者慎用，更不宜用强刺激；孕妇 3 个月内禁用。

【出处】《中国中医药科技》2012，19（3）：250.

综合评按： 食管癌为食道恶性肿瘤，主要治疗方法为外科治疗、放射治疗、化学治疗和综合治疗。但在食管癌晚期，西医学治疗手段有限，而中医外治在治疗食管癌疼痛、放化疗后不良反应、胃肠功能紊乱方面有独特的疗效。其中拔火罐、耳穴压豆等法，均可达到良好的止痛效果。艾灸可以通过调节食管癌患者免疫功能达到抗肿瘤的作用，灌肠法、穴位贴敷法通过局部治疗以及肠道药液的吸收达到恢复食管癌术后胃肠功能的作用。

第三节　呃逆

呃逆是指胃气上逆动膈，以气逆上冲，喉间呃呃连声，声短而频，令人不能自止为主要临床表现的病证。呃逆古称"哕"，又称"哕逆"。呃逆的病因有饮食不当，情志不遂，脾胃虚弱等。呃逆的病位在膈，病变关键脏腑为胃，并与肺、肝、肾有关。胃居膈下，肺居膈上，膈居肺胃之间，肺胃均有经脉与膈相连；肺气、胃气同主降，若肺胃之气逆，皆可使膈间气机不畅，逆气上出于喉间，而生呃逆；肺开窍于鼻，刺鼻取嚏可以止呃，故肺与呃逆发生有关。产生呃逆的主要病机为胃气上逆动膈。呃逆常见于西医学胃、肠、肝胆、腹膜、食道、纵隔疾病引起的膈肌痉挛。

1. 临床诊断

临床表现以喉间呃呃连声，声短而频，令人不能自止为主症；常伴胸膈痞闷，胃脘嘈杂灼热，嗳气，情绪不安等症；多有饮食不当、情志不遂、受凉等诱发因素，起病较急；呃逆得到控制后，作胃肠钡剂 X 线透视及内窥镜等检查，有助于诊断。

2. 中医分型

（1）实证：①胃中寒冷：呃声沉缓而长，呃声有力，膈间及胃脘不舒，得热则减，得寒愈甚，饮食减少，口不渴，舌苔白，脉迟缓。②胃火上冲：呃声洪亮，冲逆而出，口臭烦渴，多喜冷饮，小便短赤，大便秘结，舌红苔黄，脉滑数。③气机瘀滞：呃逆连声，常因情志不畅而诱发或加重，胸胁满闷，脘腹胀满，纳减嗳气，肠鸣矢气，苔薄白，脉弦。

（2）虚证：①胃阴不足：呃声急促而不连续，口干舌燥，大便干结，舌红而干，脉细数。②脾胃阳虚：呃声低沉无力，气不得续，面色苍白，手足不温，食少便溏，舌淡苔白，脉细弱无力。

一、药物外治法

1. 灌肠法

处方 020

黄连 12g，柴胡 10g，枳实 10g，半夏 12g，陈皮 10g，竹茹 10g，茯苓 10g，白芍 10g，麦芽 6g，石菖蒲 10g，代赭石 30g，甘草 6g，栀子 10g，大黄 9g。

【用法】上方水煎取汁 200ml 给予灌肠，保留 30 分钟至 1 小时，每日 1 剂，水煎 2 次，每日灌肠 2 次，5 天为 1 疗程。

【适应证】中风后呃逆。

【出处】《四川中医》2006，24（07）：69.

2. 穴位注射法

处方 021

黄芪注射液，甲氧氯普胺。

【用法】取双侧足三里穴，黄芪注射液 2ml 穴位注射；双侧内关穴，甲氧氯普胺（胃复安）注射液 1ml 穴位注射，隔天 1 次，隔天 1 次双侧内关穴，疗程为 3 周。

【适应证】尿毒症患者顽固性呃逆。

【出处】《新中医》2010，（10）：104.

3. 鼻嗅法

处方 022

雄黄 6g，高粱酒 12g。

【用法】雄黄研粉，与高粱酒调匀，放在水杯内。取一大碗（砂锅亦可），盛水，碗下加温，把盛药水杯放入大碗内，隔水炖煮，以鼻闻之，会有一股热力由鼻孔钻入，直冲顶门，经后脑直下项背，由背至尾闾。5 分钟可止呃。

【适应证】大病之后，元气亏虚，呃逆不止。

【出处】周洪范编著.中国秘方全书［M］.北京：科学技术文献出版

社，1989.02.

4. 薄贴法

🥣 **处方 023**

龟甲 120g，熟地 120g，知母 70g，黄柏 60g，植物油 500g，黄丹 250g。

【用法】上 4 味药浸入油内，3~4 天后倒入锅内，炸枯去渣，过滤沉淀，再熬至滴水成珠时，徐徐下黄丹收膏，然后倒入水中出火毒，制成膏药。取膏药适量，烘热，摊于 4cm² 的牛皮纸上，分别贴气海、关元、阴都穴。每日 1 换，呃止即停。

【适应证】胃阴不足之呃逆。

【出处】张建德编著. 中医外治法集要［M］. 西安：陕西科学技术出版社，1989.12.

5. 点眼法

🥣 **处方 024**

丁香 10g，柿蒂 5 枚。

【用法】丁香、柿蒂加水浸泡 15 分钟，然用文火煎取药液 30~50ml。将药液用两层纱布过滤、澄清，点眼，每日 2~3 次。呃止即停。

【适应证】呃逆不止。

【出处】《当代中药外治法大全》。

6. 敷脐法

🥣 **处方 025**

吴茱萸、干姜、丁香各 50g，小茴香 75g，肉桂、生硫黄各 30g，山栀子 20g，胡椒 5g，荜茇 25g。

【用法】上药共研细末，密贮备用。用时取药末 25g，加入等量面粉调成糊膏状，敷脐，上盖敷料，胶布固定。或上用热水袋热敷，每次贴敷 3~6 小时，每日 1~2 次。

【适应证】呃逆胃中寒冷，沉缓有力者。

【出处】《中国灸法集粹》。

7. 热熨法

处方 026

羌活 15g，附子 15g，茴香 10g，木香 10g，干姜 10g，食盐 250g。

【用法】将上药炒热，用布包裹，频熨天枢穴处，冷后即换。每日 1 次，呃止即停。

【适应证】呃逆胃中寒冷型。

【出处】（清）吴师机著. 理瀹骈文［M］. 北京：人民卫生出版社，1955.

二、非药物外治法

1. 电针法

处方 027

双侧内关、足三里、膈俞穴。

【操作】取双侧内关、足三里、膈俞穴位，针刺得气后根据患者的证候辨其阴阳虚实，行补泻手法或平补平泻，每天 1 次留针 30~60 分钟，6 天为 1 个疗程。

【适应证】胃癌术后顽固性呃逆。

【出处】《东南大学学报（医学版）》2015，（02）：260-262.

2. 针刺法

处方 028

内关、三阴交、足三里、上巨虚、下巨虚、太溪等穴。

【操作】内关双取泻法，强刺激不留针，其余诸穴双取，尽用补法，留针 30 分钟，行针 5~6 次。泻法为迎着经络循行方向斜向刺入，得气后（即出现经络传感）快速捻转，紧提慢插，出针时摇大其穴，开其门，利其路，稍按或不按其穴，用意为缓解膈肌痉挛、胃体收缩。补法为顺其经络循行方向斜向刺入，得气后慢提紧插，出针疾按其穴，勿使气出。其呃逆之势，随着屡屡行补，亦逐渐停止，直到出针时，患者呃逆已完全停止，出针后渐渐入睡而安。

【适应证】剧烈呕吐后呃逆不止。

【出处】《中国民间疗法》2017，25（6）：14-15.

3. 揿针法

🥣 **处方 029**

中脘、攒竹、内关、足三里、膈俞穴。

【操作】用揿针治疗，选用中脘穴、攒竹穴、内关穴、足三里、膈俞穴，在局部常规消毒后，用镊子夹持针柄，对准穴位，垂直刺入，使针柄平整地留在皮肤上，并妥善固定，每次1穴，每日用手按压埋针位置3~5次，每穴每次1分钟，每日间隔4小时使用手按压埋针位置3~5分钟，每次留针72小时，2次为一个疗程。

【适应证】中风后呃逆。

【出处】《中国中医药现代远程教育》2019，17（18）：97-99.

4. 穴位埋线法

🥣 **处方 030**

中脘、膈俞、内关、足三里。

【操作】局部皮肤采用5%聚维酮碘溶液消毒后，75%乙醇脱碘，医者戴上无菌手套，将一次性7号埋线针，芯向外拔出2cm，用无菌镊子将可吸收外科缝线即胶原蛋白埋线装入埋线针前端。医者左手拇指、食指绷紧进针部位皮肤，右手持针，快速刺入穴位，根据患者胖瘦进针10~15mm。共治疗1次或2次，2次者须间隔7天。

【适应证】顽固性呃逆。

【注意事项】膈俞穴不能进针太深，以免产生气胸，当患者有酸麻胀感后边推针芯边退针管，将胶原蛋白线埋植在穴位的皮下组织或肌层内，胶原蛋白线不得露出皮肤，出针后用消毒干棉球按压针孔，予创可贴保护。

【出处】《贵阳中医学院学报》2012，（02）：120-121.

5. 艾灸法

🥣 **处方 031**

中脘穴、膈俞穴、一侧足三里穴、另一侧内关穴。

【操作】协助患者取俯卧位，点燃艾卷，用温和灸法先灸两侧膈俞穴；再取仰卧位，以同法灸中脘穴；随后分别或同时灸足三里穴、内关穴。每穴灸 10 分钟，以施灸部位出现红晕为度。1 天 2 次，3 天为 1 个疗程。施灸顺序：先上后下、先背后腹、先阳经后阴经。

【适应证】寒凝气滞型呃逆。

【出处】《陕西中医》2012，（06）：725–726.

6. 隔盐灸法

处方 032

中脘穴。

【操作】将粗盐与艾绒按 1∶1 比例混匀，放置于 40cm×40cm 正方形帆布中央，将四角拎起裹成底盘直径为 15cm 的圆盘状，四角布片用粗棉线垂直扎成高 5cm 圆柱形手柄。取已制好的隔盐灸灶，在圆盘底面喷少量水至外层棉帆布潮湿，放置于微波炉中调中火加热 2~3 分钟，温度一般为 40~50℃，取出后垫一小毛巾备用。在肌内注射哌甲酯 20mg 后，将灸灶置于患者中脘穴上，施灸 30 分钟，温度以患者感到温热皮肤红晕而不烫伤皮肤为宜。治疗以呃逆不再发作为止。

【适应证】化疗所致呃逆。

【出处】《上海针灸杂志》2014，（08）：728–729.

7. 灯火灸法

处方 033

天突穴。

【操作】取粗灯心草 1 根，蘸以桐油或食油，在酒精灯上点燃，迅速在天突穴烧灸，当灸及皮肤时，可听到轻微的"啪"声，灸后即灭火，灼灸部位可出现轻微的火灼焦点。轻者灸治 1 次即愈，重者可隔 1 周，在原部位再灸 1 次，经 2~3 次灸治即愈。

【适应证】长期呃逆不止者。

【注意事项】灸后应保持局部清洁，如灸点有溃破，可外涂穿心莲软膏（穿心莲细粉 5g，凡士林 50g，混合调匀配用）预防感染。

【出处】《陕西新医药》1975，19（1）：51.

8. 耳穴压豆法

处方 034

主穴：胃穴、耳中穴、神门穴；配穴：交感穴。

【操作】在选好的穴位上用棉棒刺激，患者诉有痛感或出现皱眉后将粘有王不留行籽的小块胶布贴到穴位上。粘贴 2 天后更换另一侧，埋豆期间用手按压局部每次 1~2 分钟，每天 2~3 次。利用对局部穴位按压刺激而起到治疗作用，按压程度以患者感觉轻度疼痛、局部发热为宜。言语障碍者以出现皱眉为宜，4 天为 1 个疗程。

【适应证】中风后顽固性呃逆。

【出处】《现代中西医结合杂志》2011，（09）：1071-1072.

综合评按：《黄帝内经》首先提出本病病位在胃，并与肺有关。病机为气逆，与寒气有关。如《素问·宣明五气》篇谓："胃为气逆为哕。"《灵枢·口问》曰："谷入于胃，胃气上注于肺。今有故寒气与新谷气，俱还入于胃，新故相乱，真邪相攻，气并相逆，复出于胃，故为哕。"呃逆一证，病情轻重，差异殊大。如系偶发，大多轻微，且表现为呃声响亮，连续发作。如呃声低微，间断不续，且在急重病证后期出现，多为元气衰败，胃气将绝之候，证属危笃。中药外治呃逆，不论病情轻重，只要精当，均有一定疗效。如针灸、穴位贴敷等，可起到立竿见影的效果，若中医外治配内服具有降逆平呃作用的生姜、柿蒂、丁香、竹茹、枇杷叶、旋覆花、代赭石等品进行综合治疗。

患者在治疗期间应保持精神舒畅，避免过喜、暴怒等精神刺激；注意避免外邪侵袭；饮食宜清淡，忌食生冷、辛辣，避免饥饱失常。发作时应服易消化饮食，半流饮食。

第四节　急性胃炎

急性单纯性胃炎是指各种外在和内在因素引起的急性广泛性或局限性

的胃黏膜急性炎症。急性单纯性胃炎的症状体征因病因不同而不尽相同，其病因多样，包括急性应激、药物、缺血、胆汁反流和感染等。临床上将急性单纯性胃炎分为急性糜烂性胃炎、急性化脓性胃炎、急性腐蚀性胃炎，以前两种较常见。

1. 临床诊断

临床上以感染或进食了被细菌毒素污染的食物后所致的急性单纯性胃炎为多见。一般起病较急，在进食污染食物后数小时至 24 小时发病，症状轻重不一，表现为中上腹不适、疼痛，甚至剧烈的腹部绞痛，厌食、恶心、呕吐，因常伴有肠炎而有腹泻，大便呈水样，严重者可有发热、呕血和（或）便血、脱水、休克和酸中毒等症状。因饮酒、刺激性食物和药物引起的急性单纯性胃炎多表现为上腹部胀满不适、疼痛，食欲减退、恶心、呕吐等消化不良症状，症状轻重不一，伴肠炎者可出现发热、中下腹绞痛、腹泻等症状。查体有上腹部或脐周压痛，肠鸣音亢进。

2. 中医辨证分型

（1）肝郁气滞型：胃挛痛，逢情志不畅发作或加重，嗳气、吞酸、咽苦，舌淡，苔薄白，脉沉弦。

（2）胃热炽盛型：胃灼热，口中苦涩，呕酸臭物，大便干，喜食冷，苔黄腻，脉弦滑。

（3）寒邪侵胃型：胃痛不止，暴露于寒冷时会加重，可伴有呕吐清水，饮食喜热，苔薄白，脉沉缓。

（4）暑湿犯胃型：胃闷胀，口干，食欲不佳，头昏重，尿黄，大便艰涩，苔黄腻，脉濡数。

（5）食滞胃脘型：胃疼痛难忍，不喜按，呕吐酸腐，呕吐后疼痛明显减轻，苔厚腻，脉滑。

一、药物外治法

1. 中药离子导入法

🥣 处方 035

黄芪注射液 10ml。

【用法】取穴足三里（双）、中脘、上脘、关元、气海、阳陵泉（双）、阴陵泉（双）、上巨虚（双）、下巨虚（双）、三阴交（双）。直流电药物离子导入采用脉冲直流电离子导入，电流强度为 0.03~0.08mA/cm，衬垫厚度为 1cm，用黄芪注射液 10ml 均匀洒在 8cm×13cm 纱布衬垫上，在穴位行直流电药物离子导入，每次治疗时间为 20 分钟，每日 1 次，10 次为 1 个疗程。

【适应证】脾胃气虚型胃炎胃痛明显者。

【注意事项】治疗期间忌寒凉、辛辣、刺激食物；保持良好心态，避免剧烈活动。

【出处】《山东中医杂志》2015（6）：427-429.

2. 穴位贴敷法

🥣 处方 036

白胡椒 50g，白芥子 50g，延胡索 50g，细辛 50g，甘遂 50g，蕲艾 50g。

【用法】上药磨成细粉，过 200 目筛，加入新鲜及老生姜的姜汁混合调匀，质地干湿适中，装入瓶中，低温保存。药物压成直径 1cm、厚 0.25cm 的圆柱形小药饼，用胶布固定在神阙、天枢、中脘、关元穴，每次贴敷 3~4 小时取下，每 5 天贴敷 1 次，1 个疗程共 5 次。

【适应证】脾胃虚寒型急性胃炎所致的胃痛。

【注意事项】患者贴敷当天不宜游泳和洗冷水浴，可以温水洗澡。贴药当天应忌食生冷食物及海鲜、烧鸭、牛肉、蘑菇等易发的食物。治疗期间饮食应以温、软、淡、素、鲜为宜，戒烟酒、浓茶、咖啡。忌刺激性及过冷、过烫、过硬或粗糙、辛辣肥甘和塞阻气机的甘薯、土豆等食物。

【出处】《中医外治杂志》2015，（03）：46-47.

3. 灌肠联合滴鼻法

处方 037

大黄 30g（后下），芍药 60g，天仙子、五灵脂各 15g，延胡索、川楝子（炮）、甘草各 20g。

【用法】上方加水 2000ml，煮取 250~500ml 备用，给药前嘱患者排便，取左侧卧位，抬高臀部，肛管插入直肠内 30~35cm，药液温度以 38℃左右为宜，以每分钟 80~90 滴灌入，保留时间不得少于 30 分钟。滴鼻法：取上药 200% 浓缩液 10ml，频频滴鼻。

【适应证】急性胃炎所致急性胃痛。

【出处】《四川中医》1988，（9）：19.

4. 穴位注射法

处方 038

当归注射液。

【用法】取双侧的足三里。患者取仰卧位，部位常规消毒后，用 5ml 一次性无菌注射器抽取当归注射液，把所选取的穴位进行注射，回抽无血后，每个穴位注射 0.5ml 当归注射液，3 天治疗 1 次，7 次为 1 疗程。

【适应证】瘀血型胃痛明显者。

【出处】《中医临床研究》2012，（03）：84.

5. 药包热敷法

处方 039

小茴香 150g，枳壳 15g，青皮 15g，陈皮 15g，吴茱萸 5g，精盐 300g。

【用法】按上药比例制成散剂装入热熨包，热熨胃脘部，每次烫熨时间为 15~30 分钟，每日 3 次，2 天为 1 疗程。

【适应证】肝郁气滞、寒邪侵胃、食滞胃脘型急性胃炎所致胃脘痛。

【注意事项】①烫熨过程中，注意保持药袋的温度，低于 40℃应及时更换或重新加热。②烫熨过程中，可适时与患者进行语言交流，减轻患者的紧张、不安情绪。同时，注意观察局部皮肤颜色情况，询问患者对热感的反应，防止烫伤。一旦出现皮疹、瘙痒等症状应暂停使用，并对症处理。

③烫熨过程中，注意保暖（夏天不宜使用空调）。烫熨结束后嘱患者不宜立即洗澡，防止感冒。④脘腹部皮肤有伤口、溃疡、水泡、脓肿等应忌用，以免引起或加重皮肤感染。

【出处】《四川中医》2012，（07）：87.

处方 040

肉桂 50g，干姜 50g，香附 80g，高良姜 80g，荜茇 40g，木香 40g，丁香 15g，肉豆蔻 30g，茯苓 50g，附子 30g。

【用法】将上药风干，研碎成粉，另将铁粉、木粉置容器内，加入催化剂，配成溶液。再将上述药物加入，搅拌均匀，装入布袋。将药包摩擦发热后敷在胃脘部。每日 1 换，7 日为 1 疗程。一般需 1~2 个疗程，重者 2~4 个疗程。

【适应证】寒凝、气滞、脾胃虚寒型急性胃炎所致胃痛。

【出处】《河南中医》1988，（3）：23.

6. 敷脐法

处方 041

麝香暖脐膏：当归、白芷、乌药、小茴香、大茴香、香附各 4g，木香 2g，乳香、没药、丁香、肉桂、沉香各 1g，麝香 0.15g。

【用法】用时将药膏烘热，敷于神阙穴，1 日 2 次，痛止即停用。

【适应证】寒凝气滞所引起的胃痛。

【出处】张建德编著. 中医外治法集要［M］. 西安：陕西科学技术出版社，1989.12.

7. 揉擦法

处方 042

鲜生姜 30g，香附 15g。

【用法】将生姜捣烂，香附研成细粉，装茶杯或保温杯中，开水冲入，竹筷搅匀，用毛巾蘸药在胃脘部上下、轻轻揉擦 20 分钟，每天 2 次，3 天为 1 疗程。

【适应证】急性胃炎见胃痛。

【出处】曲祖贻编著. 中医简易外治法［M］. 北京：人民卫生出版社，1981.12.

8. 兜肚法

处方 043

三棱、莪术各 15g，艾叶 45g，肉桂、木香、草果、丁香各 10g，水仙子、红花各 15g，高良姜 12g，砂仁 6g。

【用法】上方诸药研细末，用柔软的棉布 40cm，折成 20cm² 的布兜，内铺一薄层棉花。将药匀均匀撒上，外层加一块塑料薄膜，然后用线缝好，防止药末堆积和漏出，日夜兜在胃脘部。一般于立冬开始，至次年春分除去。药芯 1~2 个月换一次。

【适应证】虚寒兼瘀血型急性胃炎所致胃痛。

【出处】张建德编著. 中医外治法集要［M］. 西安：陕西科学技术出版社，1989.12.

处方 044

荜茇、干姜各 15g，甘松、山柰、细辛、肉桂、吴茱萸、白芷各 10g，大茴香 6g，艾叶 30g。

【用法】上方诸药研细末，用柔软的棉布 40cm，折成 20cm² 的布兜，内铺一薄层棉花。将药均匀撒上，外层加一块塑料薄膜，然后用线密密缝好，防止药末堆积和漏出，日夜兜在胃脘部。一般于立冬开始，至次年春分除去。药芯 1~2 个月换一次。

【适应证】脾胃虚寒型急性胃炎见胃痛。

【出处】《中医杂志》1981，22（8）：72.

9. 发泡法

处方 045

鲜毛茛数根。

【用法】取新鲜毛茛，除去叶、茎，留下根须，清水洗净阴干，然后切碎，加入红糖少许（3%），同捣烂。装入青霉素瓶的橡皮盖凹内（用时用水洗净），贴敷在胃俞、肾俞穴，待局部疼痛有蚁行感时去掉，弃药即见水泡。

【适应证】急性胃炎所致的胃痛。

【出处】《上海中医药杂志》1982，（1）：30.

二、非药物外治法

1. 电针法

处方 046

中脘、下脘、气海、关元、天枢（双）、大横（双）、滑肉门（双）、足三里（双）。

【操作】患者仰卧位，采用 0.40mm×50.00mm 的细银针，诸穴均直刺，施术轻缓，得气后小幅度捻转不提插，再接入温电仪，夹子距皮肤 1cm 处接入，电针频率以疏密波，强度以患者耐受为准，温度开关打开，时间 30 分钟。每日治疗 1 次，治疗 7 次为 1 疗程，中间休息 1 天，共治疗 2 个疗程。

【适应证】脾胃虚弱型急性胃炎所致胃痛。

【出处】《浙江中医杂志》2018，（53）：41.

2. 针灸刺联合拔罐疗法

处方 047

双足三里、双内关、上巨虚、下巨虚、双侧公孙、双侧太冲、大椎穴、双背俞穴、双侧脾俞、胃俞、大肠俞、肝俞、胆俞。

【操作】针刺治疗仰卧位取双足三里、双内关、上巨虚、下巨虚、双侧公孙、双侧太冲等 6 穴保持无菌状态下操作，28 号针 1.8 寸长短不锈钢毫针迅速刺入患者皮下，刺入深度 1~1.5 寸，用提插捻转手法使局部产生酸麻胀感之后留针 20~30 分钟后起针，每日 1 次，5 次后休息 1 天。拔罐取患者大椎穴、足太阳膀胱经两侧背俞穴、双侧脾俞、胃俞、大肠俞、肝俞、胆俞，拔罐重点刺激患者取侧卧位。用真空抽气负压罐，于上述穴位拔罐 10~15 分钟，起罐休息 3~5 分钟后，再次重复操作，隔日 1 次。

【适应证】急性单纯性胃炎。

【出处】《亚太传统医药》2013，9（8）：91–92.

3. 隔姜灸法

⚕ 处方 048

至阳穴。

【操作】取至阳穴治疗。先将切好的姜片放到至阳穴上，再把做好的艾炷放到姜片上，点燃艾炷，待其烧尽，再重新点燃 1 个。每次灸 3~5 壮。使皮肤感到温热且不造成皮肤损坏为度。每日 1 次，5 天为 1 个疗程，疗程间休息 2 天，共治疗 2 个疗程。

【适应证】虚寒型急性胃炎所致胃痛。

【出处】《上海针灸杂志》2015，（04）：331–332.

4. 蒸脐法

⚕ 处方 049

神阙穴。

【操作】把艾叶揉研成艾绒，连同碎末，用酒炒热，纱布包裹，敷脐，外加热水袋热熨蒸神阙穴，直至痛缓为止。

【适应证】寒凝气滞型胃痛。

【出处】张建德编著.中医外治法集要［M］. 西安：陕西科学技术出版社，1989.12.

5. 艾灸法

⚕ 处方 050

足三里、中脘、胃俞、脾俞、巨阙、阳陵泉、膈关、膏肓穴。

【用法】取足三里、中脘、胃俞、脾俞穴，应用艾炷 40 壮左右，每穴灸5~7 壮。胃酸过多配巨阙、阳陵泉、膈关、膏肓。隔日 1 次，10 次为 1 疗程。

【适应证】虚寒性胃痛。

【出处】靳瑞，刘炳权编著. 保健灸法［M］. 广州：广东科技出版社，1986.05.

⚕ 处方 051

中脘、胃俞、脾俞、梁门、足三里穴。

【操作】取中脘、胃俞、脾俞、梁门、足三里穴，每穴每次灸 10~15 分钟，每日灸 1~2 次，7 日为 1 疗程。

【适应证】虚证、实证急性胃炎均可加减运用。肝气犯胃加太冲，寒邪犯胃加合谷，瘀血阻络加内关，便溏加天枢。

【出处】《当代中药外治法大全》。

6. 耳穴压豆法

处方 052

主穴：胃、脾、皮质下、十二指肠、交感。配穴：情志不畅配肝，伴呕恶嗳气配任脉，痛剧配神门。

【操作】每次主穴用 3 个，配穴用 1~2 个。治疗时先用探针在所选穴位区探寻压痛敏感点，找到后划点为号，然后把粘有王不留行籽的 0.5cm 见方胶布，把籽对准穴位，准确地贴在每个敏感点上。嘱患者每天每穴按压 5 次，每次 4 分钟，隔天粘贴 1 次，10 次为 1 疗程，一般需 1~3 个疗程。

【适应证】急性胃炎所致的胃痛。

【出处】《陕西中医》1990，（1）：33.

综合评按： 急性胃炎是临床上常见的多发病之一，属于中医胃痛范畴，早在《黄帝内经》中就有所记载。《灵枢·邪气脏腑病形》中云："胃病者，腹䐜胀，胃脘当心而痛。"《素问·六元正纪大论》云："木郁发之……民病胃脘当心而痛。"中医外治法治疗胃痛，具有方法简便，取效迅速，无明显毒副作用等特点。尤对寒凝、气滞及虚寒胃痛尤为适宜。胃痛主要病机乃"不通则痛，不荣则痛"，治疗当以"通"为法。《医学正传》云："通之之法，各有不同，调气以和血，调血以和气，通也；下逆者使之上行，中结者使之旁达，亦通也；虚者助之使通，寒者温之使通，无非通之之法也。"热熨、艾灸、雷火灸、蒸脐等法，均为借助药物热力，使气机通达，疼痛自解。中医外治之法不仅能缓急止痛，还能起到益胃、养胃的作用。点眼、烟熏法可起开窍起闭、通调气机之功，亦为经验治法。应用得当，确可起到一定的治疗作用。中医外治疗法治疗急性胃炎，方法众多，内容丰富。临证时，据病情需要可一种方法独用，亦可多种方法合用，或中西医结合治疗，不可延误病机。需要注意的是，临证重在明确诊断，要做好急性胃炎与急性冠脉综合征、急性胆囊炎、外科腹痛的鉴别诊断，明确疼痛性质，审证查因，对证择法，依法选方，施以正确的治疗。同时在中医外治的基础上应做到重视精神与饮食的调摄。患者要注意有规律生活与饮食习惯，忌暴饮暴食、饥饱不均；胃痛持续不已者，应在一定时期内进流质或半流质饮食，少食多餐，以清淡、易消化的食物为宜；忌粗糙多纤维饮食，尽量避免食用浓茶、咖啡、烟酒和辛辣等，进食宜细嚼慢咽，慎用水杨酸、肾上腺皮质激素等西药。同时保持乐观的情绪，避免过度劳累与紧张，也是预防本病复发的关键。

第五节 慢性胃炎

慢性胃炎系指不同病因引起的各种慢性胃黏膜炎性病变，是一种常见病，其发病率在各种胃病中居首位。自纤维内镜特别是电子胃镜广泛应用以来，对本病认识有明显提高。常见慢性浅表性胃炎、慢性糜烂性胃炎和慢性萎缩性胃炎。后者黏膜肠上皮化生，常累及贲门，伴有 G 细胞丧失和胃泌素分泌减少，也可累及胃体，伴有泌酸腺的丧失，导致胃酸、胃蛋白酶和内源性因子的减少。

1. 临床诊断

慢性胃炎缺乏特异性症状，症状的轻重与胃黏膜的病变程度并非一致。大多数患者常无症状或有程度不同的消化不良症状如上腹隐痛、食欲减退、餐后饱胀、反酸等。慢性萎缩性胃炎患者可有贫血、消瘦、舌炎、腹泻等，个别患者伴黏膜糜烂者上腹痛较明显，并可有出血，如呕血、黑便。症状常常反复发作，无规律性腹痛，疼痛经常出现于进食过程中或餐后，多数位于上腹部、脐周，部分患者疼痛部位不固定，轻者间歇性隐痛或钝痛、严重者为剧烈绞痛。

2. 中医分型

（1）寒邪犯胃型：胃脘作痛，得热痛减，形寒喜温，伴呕吐，纳呆，大便不实，舌苔白，脉弦紧。

（2）脾胃湿热型：胃脘灼热胀痛，脘腹痞闷，口干口臭，烦躁易怒，尿黄便结，舌质红，苔黄腻，脉滑。

（3）肝胃不和型：胃脘胀痛，痛引两胁，嗳气频作，嘈杂泛酸，善叹息，烦躁易怒，舌苔薄白，脉弦。

（4）脾胃虚寒型：脘腹隐痛，绵绵不断，或时作时止，遇冷则甚，得温则舒，厌食形瘦，面白肢冷，舌质淡，苔薄白，脉细弱。

（5）胃阴不足型：胃脘灼热作痛，口干咽燥，似饥而不欲食，大便干结，舌质红少津，脉细。

（6）寒热互结型：胃脘部隐痛或冷痛，脘腹痞胀不适，喜温喜按，胃脘有灼热感，反酸嘈杂，口苦或口淡，纳差恶心，肠鸣便溏，神疲乏力，舌质淡或红，苔薄黄或黄白相兼，脉滑或沉细。

一、药物外治法

1. 穴位贴敷法

处方 053

白附子、延胡索、肉桂、吴茱萸各等份。

【用法】上药研末制成药贴，分别贴敷到患者中脘、双侧胃俞、足三里、脾俞等部位，中药贴敷每天 1 次，一次 2 小时，1 个疗程 10 天。

【适应证】虚寒型慢性胃炎脾胃。

【注意事项】治疗期间忌食腥、冷、辛、辣食物。

【出处】《农垦医学》2018，40（2）：139-140.

处方 054

花椒、大茴香、干姜、公丁香、补骨脂、肉桂、桂枝、肉豆蔻、五味子各 30g，再加上制附子、吴茱萸各 10g。

【用法】上药打粉，将其混合调匀，加上生姜汁进行调和，使其成糊状，均分为 60 份。将药物用胶布固定贴敷在患者的双脾俞、双足三里、中脘、双肾俞等穴位，每个穴位贴 3 小时后即可取下，每天 1 次。上述两种治疗方法均联合治疗 2 周。

【适应证】虚寒型慢性胃炎脾胃。

【注意事项】在治疗期间，叮嘱患者忌烟酒，同时适量控制辛辣饮食，结合自身身体状况适量运动。

【出处】《世界中西医结合杂志》2016，11（2）：227-230.

处方 055

胃宁方：肉桂、干姜、高良姜、香附、木香、荜茇、丁香、肉豆蔻、茯苓、附子。

【用法】以长 25cm，厚 0.2~0.3cm 纱布（2 层），将调制好的胃宁方膏剂涂在两层纱布之间置于上脘、中脘、建里、天枢穴位上并配合神灯距纱布距离 30cm 照射，每次照射 40 分钟，每日 1 次。10 天为 1 个疗程。

【适应证】慢性胃炎胃脘胀痛、泛酸、嗳气症状明显者。

【注意事项】叮嘱患者忌烟酒，同时适量控制辛辣饮食。

【出处】《中国中西医结合消化杂志》2014，22（3）：158-161.

2. 火针联合穴位贴敷法

处方 056

中脘、下脘、天枢、大横、关元、气海、足三里、脾俞、胃俞。

【操作】常规消毒后，取毫针置于酒精灯外焰上烧红，快速刺入上述诸穴位。根据患者皮下脂肪厚度，针刺深度为 15~25cm，留针 5 分钟。将肉桂、元胡、吴茱萸、高良姜、香附、莱菔子、黄连诸药物以适当的比例研成细末，用水、姜汁、凡士林等调成糊状，团成 6g 左右药球，直接贴敷神阙、中脘、脾俞、胃俞，留置 12~24 小时。每周进行 1 次，7 次为一疗程。

【适应证】肝胃不和型慢性胃炎。

【注意事项】注意休息，忌食辛辣等刺激性食物及烟酒。

【出处】《针灸临床杂志》2017，33（10）：9-12.

3. 穴位注射法

处方 057

复方丹参注射液。

【用法】先用 2.5ml 一次性注射器吸取复方丹参注射液 2ml 备用，穴位局部常规消毒，胃俞进针时向脊柱方向斜刺，进针深度 1~2cm，足三里垂直进针 2~3cm，均快速透皮后，缓慢进针至肌肉层，施以平补平泻，以医者手下有紧涩感、患者觉局部胀感为度，回抽无回血后缓慢推入药液，每穴0.5ml，每日 1 次，共治疗 2 周。

【适应证】瘀阻胃络型慢性胃炎。

【出处】《中国针灸》2010，30（10）：810-812.

3. 中药外敷法

🥣 **处方 058**

生川乌 10g，花椒 10g，白附子 10g，干姜 10g，川芎 10g，白芷 10g，细辛 5g。

【用法】将上述中药打成粉，并用适量黄酒及香油调配成泥膏状，搓制成直径 1.0~1.5cm，厚 0.1~0.3cm 大小的药饼，直接外敷于所选穴位，用胶布固定，敷 4~6 小时，1 次 / 天。取穴：中脘、天枢（双侧）、胃俞（双侧）。每次取穴 5 个，10 天为 1 个疗程，共治疗 4 个疗程。

【适应证】脾胃虚寒型慢性胃炎。

【注意事项】忌烟酒，同时适量控制辛辣饮食。

【出处】《医学信息》2019，20（32）：156-158.

二、非药物外治法

1. 针刺法

🥣 **处方 059**

主穴取中脘、下脘、气海、关元、天枢，如患者疼痛明显，选择辅穴外陵、商曲，如患者存在腹胀选取辅穴风湿点。

【操作】针灸选择一次性针灸用针，下针顺序按照中脘、下脘、气海、关元、左侧天枢、右侧天枢、左侧大横的顺序进针，进针过程中要避开患者毛孔、血管，施针过程中要注意轻、缓，不行提插，轻微捻转，不要求得气。留针时间以 30 分钟为宜，每日行针 1 次。取针顺序与进针顺序相同，取针过程中注意不停提插捻转，治疗时间 30 天。

【适应证】慢性糜烂性胃炎，以饭后反酸、嗳气、饱胀等为主要症状者。

【注意事项】治疗期间注意控制饮食，禁止食用辛辣刺激的食物，禁止吸烟、饮酒。

【出处】《深圳中西医结合杂志》2016，26（22）：66-67.

2. 针灸法

处方 060

中脘、下脘、气海、关元、天枢（双）、大横（双）、滑肉门（双）、艾灸条。

【操作】患者仰卧位，采用 0.25cm×0.40cm 不锈钢毫针，诸穴均直刺，施术轻缓，得气后行小幅度捻转补法不停提插，每次留针 30 分钟。艾灸神阙：将点燃的艾条放入适当大小灸盒于神阙穴施灸，以患者自觉温热无烫灼感为度，每次 30 分钟。以上治疗均隔日 1 次，10 次为 1 个疗程，共 3 个疗程。

【适应证】脾胃虚寒型慢性胃炎。

【注意事项】治疗期间忌辛辣、油腻食物，忌烟、酒，保持心情舒畅。

【出处】《河北中医药学报》2013，28（2）：31-32.

4. 穴位埋线法

处方 061

胃俞、中脘、足三里。肝胃不和配以肝俞，脾胃虚寒配以脾俞，胃阴不足配以幽门。

【操作】每穴取以生理盐水泡软的 1-0 号医用羊肠线 2cm，以特制的埋线针穿入穴位皮下，术后以酒精棉球压迫针孔片刻，以防出血，针孔以创可贴贴敷，2 日后取下，埋线 1 周内忌烟酒及辛辣刺激性食物，根据人体对肠线的吸收情况，每 2~3 周埋线 1 次，3~5 次为 1 疗程，如不愈，休息 2 个月后再进行下 1 疗程，共可进行 3 个疗程治疗。

【适应证】肝胃不和、脾胃虚寒、胃阴不足型慢性胃炎。

【注意事项】注意休息，忌食辛辣等刺激性食物及烟酒。

【出处】《针灸临床杂志》2003，19（4）：47.

5. 温针灸法

处方 062

取中脘、关元、足三里穴。胃络瘀阻型加膈俞、血海穴；脾胃虚寒型加脾俞、胃俞穴。

【操作】穴位局部常规消毒后，先俯卧位进行背俞穴的针刺，胃俞、脾俞、膈俞穴斜刺 3.0cm，得气后行平补平泻手法，行针 1 分钟后出针，然后嘱患者仰卧位，关元、中脘穴直刺 2.0cm，足三里直刺 4.0cm，以上 3 穴得气后均行捻转补法，然后于以上 3 穴的针柄上插入长 2cm 的艾条，点燃艾条，使艾条的热力通过针体传至穴位。血海穴直刺 2.5cm，得气后行平补平泻法，行针 1 分钟。留针 30 分钟，每日 1 次，连续治疗 8 周。

【适应证】胃络瘀阻型、脾胃虚寒型慢性胃炎。

【注意事项】注意休息，忌食辛辣等刺激性食物及烟酒。

【出处】《上海针灸杂志》2015，34（10）：911–913.

6. 艾灸法

处方 063

上脘、中脘、下脘、足三里穴。

【操作】采用无瘢痕灸法，取上脘、中脘、下脘、足三里，每穴灸 2 壮。治疗期间患者还需调情志、节饮食、忌生冷油腻，2 周为 1 疗程。

【适应证】脾胃虚寒型慢性胃炎。

【注意事项】忌烟酒，同时适量控制辛辣饮食。

【出处】《国医论坛》2013，28（3）：42–43.

7. 温和灸法

处方 064

中脘、气海、足三里穴。

【操作】将艾条的一端点燃对准所选穴位，艾条距离施灸部位 2~3cm 进行悬灸。每个穴位每次施灸 5 分钟，总计施灸 20 分钟。每日施灸 1 次，连续 6 天为 1 个疗程，疗程间休息 1 天，共治疗 2 个疗程。

【适应证】脾胃虚寒型慢性胃炎。

【注意事项】忌烟酒，同时适量控制辛辣饮食。

【出处】《中医学报》2015，（30）11：1680-1682.

8. 隔姜灸法

处方 065

脾俞、至阳、胃俞、神阙、中脘、足三里穴。

【操作】患者先采取俯卧位，取一块厚度 0.2~0.3cm 的生姜，用针在生姜上穿刺数个小孔，患者取仰卧位，取脾俞（双）、至阳、胃俞（双）常规取穴或加用神阙、中脘、足三里穴位，把艾炷放在处理好的姜片上，点燃艾炷，在穴位周围施灸，以局部出现热痛感为宜，可在原有姜片底部反复添加姜片，艾炷燃尽后换炷再灸，每次灸 3~5 壮，使皮肤温热红晕但不灼伤皮肤。后取仰卧位，选择中脘、足三里（双）、天枢（双）穴位，与上述方法相同。每天 1 次，10 次一疗程，停止 2 天后实施第二个疗程，共 2 个疗程。

【适应证】脾胃虚寒型慢性胃炎见胃脘痛者。

【出处】《世界最新医学信息文摘》2019，19（80）：219.

9. 耳穴压豆法

处方 066

耳穴：脾、胃、交感。

【操作】将王不留行籽耳穴贴粘贴于脾、胃、交感等耳穴位置（单侧），并予以适度轻柔按压，使压豆部位产生酸、麻、胀、痛感，从而达到治疗目的。每日按压 3 次，每次 3 分钟，每隔 3 天换另一侧耳穴，以免同侧耳穴出现皮肤破溃。

【适应证】脾胃气虚型慢性胃炎。

【注意事项】禁酒、咖啡及茶，避免进食辛辣刺激之品。

【出处】《山东中医杂志》2018，37（12）：992-995.

综合评按：慢性胃炎可归属于中医学"胃脘痛""腹胀""嘈杂"等范畴，本病在临床中较为常见。多由胃热、肝火、脾虚、瘀血等因素致病，其病位在脾胃，因由禀赋不足，后天失调，或饥饱失常、劳倦过度，以及久病正虚不复等，均能引起脾胃失调而发病。如脾阳不足，虚寒自内生，致胃失温养，而发病；或脾润不及，或胃燥太过，致胃失濡养，而发病；阳虚寒化，则血行不畅，涩而成瘀，脾胃失养；或阴虚热化，则灼伤胃络而成疾。中医学认为"六腑以通为用，以降为顺""通则不痛"，因此在慢性胃炎的治疗过程中，无论何种证型，均以调和脾胃、理气止痛为大法。在外治法中，中药外敷通过药物刺激局部皮肤，促使药物经穴位吸收，循行经络血脉，内达脏腑，由表及里，因而产生效应。调节气血阴阳，达到治疗疾病的目的。耳穴与脏腑经络相通，刺激耳穴可疏通经络，调和气血，改善脏腑功能，耳穴贴压可健脾和胃，调节中焦气机。各种灸法具有温经通络、补虚泻实、散寒除湿、行气止痛之功效。穴位注射法通过经穴注射局部给药，使药物发挥其相应特有的治疗作用，所注药物通过对经穴局部的刺激，通过类针感样作用达到和加强针刺治疗作用，穴注药物通过循经作用，所注药物循经直入患处，可以最大限度发挥药物作用。火针疗、温针灸可以通过刺激经络达到温阳散寒的作用。

　　慢性胃炎患者在治疗的同时平时还要做到以下几点。①保持精神愉快：精神抑郁或过度紧张和疲劳，容易造成幽门括肌功能紊乱，胆汁反流而发生慢性胃炎。②戒烟忌酒：烟草中的有害成分能促使胃酸分泌增加，对胃黏膜产生有害的刺激作用，过量吸烟会引起胆汁反流。过量饮酒或长期饮用烈性酒能使胃黏膜充血、水肿，甚至糜烂，慢性胃炎发生率明显增高。③慎用、忌用对胃黏膜有损伤的药物：长期滥用此类药物会使胃黏膜受到损伤，从而引起慢性胃炎及溃疡。④积极治疗口咽部感染灶，勿将痰液、鼻涕等带菌分泌物吞咽入胃导致慢性胃炎。⑤注意饮食：过酸、过辣等刺激性食物及生冷不易消化的食物应尽量避免，饮食时要细嚼慢咽，使食物充分与唾液混合，有利于消化和减少胃部的刺激。饮食宜按时定量、营养丰富，多吃含维生素 A、B、C 多的食物。忌服浓茶、浓咖啡等有刺激性的饮料。

第六节 胃、十二指肠溃疡

胃、十二指肠溃疡是指发生在胃角、胃窦、贲门及十二指肠等部位的溃疡。其发病与胃酸分泌异常、幽门螺杆菌（helicobacter pylori）感染、服用非甾体抗炎药（NSAID）、生活及饮食不规律、工作及外界压力大、吸烟、饮酒以及精神心理因素密切相关。

1. 临床诊断

上腹部疼痛是本病的主要症状。多位于上腹部，也可出现在左上腹部或胸骨、剑突后。常呈隐痛、钝痛、胀痛、烧灼样痛。也可表现为仅在饥饿时隐痛不适。典型者表现为轻度或中度剑突下持续性疼痛，可被制酸剂或进食缓解。胃溃疡的疼痛多在餐后 1 小时内出现，经 1~2 小时后逐渐缓解，直至下餐进食后再复现上述节律。部分患者可无症状，或以出血、穿孔等并发症作为首发症状。十二指肠溃疡的疼痛临床上约有 2/3 的疼痛呈节律性：早餐后 1~3 小时开始出现上腹痛，如不服药或进食则要持续至午餐后才缓解。食后 2~4 小时又痛，进餐后可缓解。约半数患者有午夜痛，患者常可痛醒。节律性疼痛大多持续几周，随着缓解数月，可反复发生。

2. 中医分型

（1）寒邪犯胃型：胃脘作痛，得热痛减，形寒喜温，伴呕吐，纳呆，大便欠实，舌苔白，脉弦紧。

（2）脾胃湿热型：胃脘灼热胀痛，脘腹痞闷，口干口臭，烦躁易怒，尿黄便结，舌质红，苔黄腻，脉滑。

（3）肝胃不和型：胃脘胀痛，痛引两胁，嗳气频作，嘈杂泛酸，善叹息，烦躁易怒，舌苔薄白，脉弦。

（4）脾胃虚寒型：脘腹隐痛，绵绵不断，或时作时止，遇冷则甚，得温则舒，厌食形瘦，面白肢冷，舌质淡，苔薄白，脉细弱。

（5）胃阴不足型：胃脘灼热作痛，口干咽燥，似饥而不欲食，大便干结，舌质红少津，脉细。

（6）寒热互结型：胃脘部隐痛或冷痛，脘腹痞胀不适，喜温喜按，胃脘有灼热感，反酸嘈杂，口苦或口淡，纳差恶心，肠鸣便溏，神疲乏力，舌质淡或红，苔薄黄或黄白相兼，脉滑或沉细。

（7）瘀血阻络型：胃痛如针刺，痛处固定、拒按，舌暗红有瘀斑，脉弦涩。

一、药物外治法

1. 穴位贴敷法

处方 067

肉桂、小茴香、荜茇、干姜、吴茱萸。

【用法】将上药打粉，取 10g，用白醋将其适量调匀，平铺于纱布上并外敷中脘穴，红外线灯照射 30 分钟，1 天 2 次。疗程为 4 周。

【适应证】脾胃虚寒型胃、十二指肠溃疡。

【出处】《中医外治杂志》2014，23（6）：5-7.

处方 068

乌贼骨、川楝子、木香、延胡索、赤芍、桃仁、红花、蒲黄各等份。

【用法】用上药等份研末制成药贴，贴敷到患者神阙穴，以纱布外粘胶布固定，隔日换药 1 次，1 个疗程 30 天。

【适应证】气滞血瘀型胃、十二指肠溃疡。

【注意事项】治疗期间忌食腥、冷、辛、辣食物。

【出处】《天津中医学院学报》2004，23（2）：74.

处方 069

吴茱萸 30g，高良姜 3g，白胡椒 15g，细辛 15g，五倍子 30g，砂仁 20g，沉香 20g。

【用法】上药打粉，将其混合调匀，取以上药粉，以食醋适量调成薄饼样为溃疡膏，治疗组贴于双侧涌泉穴，用胶布固定，治疗前最好用热水先洗脚，隔日换药 1 次。

【适应证】寒邪犯胃型胃、十二指肠溃疡。

【注意事项】在治疗期间，叮嘱患者忌烟酒，同时适量控制辛辣饮食。

【出处】《现代中西医结合杂志》1999，8（11）：1822–1823.

2. 穴位注射法

🥣 处方 070

盐酸山莨菪碱注射液 20mg，维生素 B_1 注射液 200mg。

【用法】取脾俞（双侧）、胃俞（双侧）、足三里（双侧）、中脘。用盐酸山莨菪碱注射液 20mg，维生素 B_1 注射液 200mg，抽入接有 7 号针头的 5ml 注射器内，充分混合药物备用。穴位皮肤常规消毒，然后将注射器针刺入穴位 3~4cm，捻转进针，产生酸麻胀重得气之感后抽吸无回血，每穴位注入药物 1ml，留针 5 分钟，退针后用酒精棉球压迫片刻，纵免针孔出血溢液，每隔 3 天治疗 1 次，7 次为 1 个疗程。

【适应证】胃、十二指肠溃疡出现节律性腹痛者。

【注意事项】治疗后注意休息，半年以内忌烟酒辛、辣、生、冷、硬、酸食物、尽量保持良好的心态。

【出处】《中华养生保健》2004，4（6）：24.

3. 药包热敷法

🥣 处方 071

肉桂 50g，干姜 50g，香附 80g，良姜 80g，荜茇 40g，木香 40g，丁香 15g，肉蔻 30g，茯苓 50g，附子 30g。

【用法】将上药风干，研碎成粉，另将铁粉、木粉置容器内，加入催化剂，配成溶液。再将上述药物加入，搅拌均匀，装入布袋。将药包摩擦发热后敷在胃脘部。每日 1 换，7 日为 1 疗程。一般需 1~2 个疗程，重者 2~4 个疗程。

【适应证】寒凝气滞和脾胃虚寒型十二指肠溃疡所致胃痛。

【出处】《中医外治杂志》1997，7（6）：28.

4. 敷脐法

🥣 处方 072

麝香暖脐膏：当归、白芷、乌药、小茴香、大茴香、香附各 4g，木香

2g，乳香、没药、丁香、肉桂、沉香各 1g，麝香 0.15g。

【用法】用时将药膏烘热，敷于神阙穴，1 日 2 次，痛止即停用。

【适应证】寒凝气滞型十二指肠溃疡所引起的胃痛。

【出处】张建德编著．中医外治法集要［M］．西安：陕西科学技术出版社，1989.12.

二、非药物外治法

1. 针刺法

处方 073

中脘、足三里、内关、三阴交、天枢、云谷、太冲。

【操作】中脘（平补平泻法）、足三里（补法）、内关（平补平泻法）、三阴交（补法）、天枢（平补平泻法）、云谷（泻法）、太冲（泻法）。进针过程中要避开患者毛孔、血管，每日行针 1 次。治疗时间 21 天。

【适应证】瘀血阻胃，气阴两虚型胃、十二指肠溃疡。

【注意事项】治疗期间注意控制饮食，禁止食用辛辣刺激的食物，禁止吸烟、饮酒。

【出处】《现代中医药》2009，29（2）：50.

处方 074

中脘、足三里、内关、公孙、脾俞、关元。

【操作】所有穴位均用直径为 0.30cm，长度为 40cm 不锈钢毫针，除脾俞取俯卧位，其余穴位均取仰卧位。穴位皮肤常规消毒，中脘、足三里、公孙、关元直刺进针 35~40cm；内关、脾俞斜刺进针 35~40cm。得气后行温通针法，操作方法：左手加重力量，右手拇指向前连续捻按 9 次，针下沉紧后，针尖拉着感应的部位连续重插轻提 9 次，拇指再向前连续捻按 9 次，针尖顶着有感应的部位推弩守气，使针下继续沉紧，此时押手可明显感觉到经气冲动。每穴操作 60 秒，每次留针 30 分钟，15 分钟行针 1 次。然后慢慢将针拔去，按压针孔。以 10 天为 1 个疗程。

【适应证】脾胃虚寒型胃、十二指肠溃疡。

【注意事项】治疗期间忌辛辣、油腻食物，忌烟、酒，保持心情舒畅。

【出处】《中医研究》2016，29（1）：47–49.

2. 火针法

处方 075

脐内环穴、脐外环穴、谷线穴。

【操作】脐内环穴以脐窝外缘内侧作1圆环，环线上均是穴位，一般取脐窝上下4穴，习称脐内环穴。脐外环穴以脐窝为中点，以1.5寸长度为半径作1圆环，环线上均是穴位，一般取脐窝上下共4穴，习称脐外环穴。谷线穴在剑突尖端与脐窝中点连线的中点处，作一条与腹部正中线垂直的连线，两端距前正中线4寸，此横线上均是穴位，称谷线穴，一般将此线平分6等份，每两等份之间取1穴，两端各取1穴，共7穴。操作方法：取以上穴位，左手提拿穴位皮肤及皮下组织，然后右手持1寸直径0.3~0.4cm壮医微火针，将针尖在酒精灯上烧红，迅速刺入治疗部位，深度0.5寸，快进快出；避免穿透腹部、损伤内脏和肠管。

【适应证】脾胃寒湿型胃、十二指肠溃疡。

【出处】《微创医学》2019，14（1）：51–53.

3. 穴位埋线法

处方 076

中脘透巨阙、胃俞透脾俞。若中气下陷加足三里，气滞加肝俞，血瘀加膈俞，兼泄泻或便秘加足三里、大肠俞。

【操作】根据病情选定穴位后常规消毒局部皮肤，用2%利多卡因0.5ml穴位皮下局部麻醉，用大号三角皮针及3号铬制羊肠线从局麻点刺入皮下0.5~1.5寸（可根据不同的穴位及患者的胖瘦而定），穿过穴位从对侧局麻点穿出，将线头剪断使羊肠线完全埋入皮下组织，用创可贴贴敷7天。根据病情及肠线吸收情况5个月埋置1次。

【注意事项】长期忌酸、辣、甜类食物，忌韭菜、芹菜等难消化的蔬菜，忌烟、酒、茶；不食生、冷、硬食物；饮食节制，不暴饮暴食。治疗期间避免生气与劳累。

【出处】《中国针灸》1999，（6）：335–336.

🥣 处方 077

下脘、中脘、上脘、双侧梁门、双侧肝俞、双侧胆俞、双侧脾俞、双侧胃俞。

【操作】患者平卧，医者取穴下脘、中脘、上脘、梁门并做标记，应用碘酒消毒，75% 乙醇脱碘，戴无菌橡胶手套，铺洞巾，一次性注射器抽取利多卡因，分别局麻下脘、中脘、上脘、梁门等穴，应用准备好的医用羊肠线作引线，持针器夹大号缝合针穿过皮下（深浅度适宜）。留置顺序：从上脘穴进针，穿中脘穴，下脘穴出针，留置羊肠线 1~1.5cm；从一侧梁门穴进针，另一侧梁门穴留置羊肠线 1~1.5cm；术毕铺无菌纱布块在埋线的穴位上，贴胶布。然后患者取俯卧位，医者取双侧肝俞、双侧胆俞、双侧脾俞、双侧胃俞并做标记，应用碘酒消毒，75% 乙醇脱碘，铺洞巾，一次性注射器抽取利多卡因，分别局麻肝俞、胆俞、脾俞、胃俞，医用羊肠线作引线，持针器夹大号缝合针穿过皮下，从肝俞穴进针，穿过胆俞穴、脾俞穴，从胃俞穴出针，留置羊肠线 1~2cm，双侧都采取同样方法，术毕铺无菌纱布块在留置的穴位上，贴胶布。

【适应证】胃、十二指肠溃疡所致胃痛。

【注意事项】①气温 30℃以上时不予羊肠线穴位埋线（易感染）。②埋线期间要尽量减少活动，以防羊肠线移动。③有皮肤感染者不做穴位埋线。④身体特别虚弱者或有严重心肺肾疾病者，不宜做穴位埋线。⑤过敏体质者尽量不做埋线。⑥有肿瘤患者不宜做埋线治疗。

【出处】《中国民间疗法》2014，55（3）：17-18.

4. 温针灸法

🥣 处方 078

足三里、内关、公孙、胃俞。胃痛加梁丘；胃寒加中脘；腹痛、腹胀加天枢；乏力加气海。

【操作】取以上诸穴，交替针灸，快速刺入穴位，捻转提插法，留针，针柄处穿置艾卷，长度为 2cm，防止灰烬掉落灼伤皮肤；留针时间 25~35 分钟，每天 1 次。留针 30 分钟，每日 1 次，连续治疗 6 周。

【适应证】脾虚型胃、十二指肠溃疡。

【注意事项】注意休息，忌食辛辣等刺激性食物及烟酒。

【出处】《实用中医内科杂志》2015，29（6）：150–151.

5. 艾灸法

处方 079

中脘、天枢、神阙等穴。

【操作】艾灸取穴中脘、天枢、神阙，每天 1 次，每次 30 分钟。采用艾灸盒，每个艾灸盒里插入 4 根艾炷，每根艾炷长 3~4cm，充分点燃，将艾灸盒竖放在腹部肚脐上，盒盖上放置一毛巾，为防止烫伤，可隔 5~10 分钟将艾灸盒移动位置，也可将艾灸盒横放在肚脐上。以上治疗均实施 2 周。

【适应证】脾胃虚寒型胃、十二指肠溃疡。

【注意事项】询问患者有无艾草过敏史，过敏者禁止艾灸。另告知艾灸的过程中皮肤可能出现发烫的感觉更甚者可能出现水泡，交代患者勿紧张。饭前或饭后 1 小时不宜施灸。

【出处】《内蒙古中医药》2017，（15）：108.

6. 隔姜灸法

处方 080

中脘、足三里穴。

【操作】腹痛偏左者取左足三里；腹痛偏右者取右足三里。用 5cm 厚的生姜片覆盖在穴位上，然后用艾条悬灸，使患者施灸处产生灼痛或灼热感。每次灸 10~15 分钟，每日灸 2 次，连续治疗 3 个月。

【适应证】虚寒型胃、十二指肠溃疡。

【出处】《中国针灸》1996，（10）：24.

7. 箍油灸法

处方 081

中脘、内关、足三里、脾俞、胃俞穴。

【操作】药油的制备：精选高良姜、香附子、干姜、白术、九香虫、吴茱萸、鸡血藤等，放入植物油中煎炸至干枯发黑，捞出药渣，药油备用。箍油灸法：把配制好的药油涂在中脘、内关、足三里、脾俞、胃俞等穴位上，然后施灸。每次每穴施灸 5~10 分钟，每天 2 次，疗程半个月。

【适应证】脾胃虚寒型胃、十二指肠溃疡。

【注意事项】忌烟酒，同时适量控制辛辣饮食。

【出处】《湖北中医药大学学报》2012，14（5）：50-51.

8. 泥膏灸法

处方 082

神阙穴。

【操作】白善土、石膏二味研细加水调成灸膏，敷于神阙穴区上，旋即凝固放热；温度 50℃，每次 30~50 分钟，1 天 2 次，10 天 1 疗程。

【适应证】胃溃疡所致胃部疼痛。

【出处】《世界华人消化杂志》1998，6（S2）：379-380.

9. 耳穴压豆法

处方 083

耳穴：胃穴、肝穴、交感穴、神门。

【操作】以 75% 乙醇对耳郭进行皮肤消毒（对酒精过敏者可选用碘伏消毒），按耳穴定位标准，取胃穴、肝穴、交感穴、神门。将王不留行籽置于抗过敏胶布上，贴于相应穴位，定位后用拇指、食指进行按压治疗，各穴位持续按压 2 分钟，2 次 / 天，要求有酸、麻、胀、痛或发热的感觉。疗程为 8 周。

【适应证】肝胃气滞型胃溃疡伴失眠者。

【出处】《世界睡眠医学杂志》2018，5（2）：221-224.

处方 084

耳穴：十二指肠、脾、胃、交感、神门、皮质下。

【操作】操作者用 75% 乙醇棉球消毒患者耳郭皮肤，再用消毒干棉球拭干，左手固定耳郭，右手持耳穴探测仪进行耳穴点或敏感点定位，在患者出现疼痛感时稍用力按压探棒，使之留下压痕作为标记，然后将磁珠贴于压痕上，并进行适当的按压，采用"对压法"，即操作者将食指和拇指指腹放在患者耳郭的正面和背面进行对压，由轻到重，至局部出现沉、重、热、酸、痛或放射感等。将全部要取的耳穴贴压完毕后，嘱患者自行按压，每穴每次按压 2 分钟，每天早、中、晚各 1 次，双侧耳郭交替进行，3 天更换 1 次，共治疗 4 周。

【注意事项】防止胶布和贴压部位潮湿，以免引起感染或因贴敷张力低而易脱落，按压耳穴时，禁止揉搓，以防损伤耳郭或磁珠脱落。

【出处】《中华护理杂志》2012，47（11）：1020-1021.

综合评按：中医上胃、十二指肠溃疡属于"胃脘痛"范畴，临床病机多因劳累过度、久病、饥饱失常或先天禀赋不足等因素致脾阳不足、中焦虚寒，其中以中焦虚寒为多见，外治法多应用温通之法，如艾灸、隔姜灸、温针灸、火针等法。针刺多治宜温中补阳、和胃止痛，多取腹背部中脘、脾俞、胃俞为主穴，以肘膝下内关、足三里为辅穴。中脘为胃经募穴，胃经经气在此穴汇集于腹部，脾俞、胃俞为脾胃的背俞穴，脾胃之精气汇集于二穴，足三里为胃经合穴和胃腑的下合穴，内关为八脉交汇穴，可调理脾胃。穴位埋线中羊肠线是一种异体蛋白，调解机体免疫力，刺激穴位局部水肿充血，由于羊肠线吸收需要一段时间，从而达到长时间刺激穴位的目的。此中医适宜技术操作简便，经济实惠，患者易于接受，适合在基层医疗单位推广。

胃、十二指肠溃疡患者在治疗的同时饮食方面应注意：食用无机械性和化学性刺激、含膳食纤维较低、易于消化的食物。避免食用未加工的土豆类、含粗纤维多的蔬菜和水果、易刺激胃酸分泌的肉汁汤液、难消化的糯米和坚果、强烈的调味品以及浓茶、咖啡、酒等。少食多餐，每日 5~6 餐。在烹调方法上，应切碎、制软，或制成泥状。

第七节　胃癌

胃癌是起源于胃黏膜上皮的恶性肿瘤，由于饮食结构的改变、工作压力增大以及幽门螺杆菌的感染等原因，使得胃癌呈现年轻化趋势。胃癌可发生于胃的任何部位，其中半数以上发生于胃窦部、胃大弯、胃小弯及胃前后壁。绝大多数胃癌属于腺癌，早期无明显症状，或出现上腹不适、嗳气等非特异性症状，常与胃炎、胃溃疡等胃慢性疾病症状相似，易被忽略，因此，目前我国胃癌的早期诊断率仍较低。胃癌的预后与胃癌的病理分期、部位、组织类型、生物学行为以及治疗措施有关。

1. 临床诊断

早期胃癌多数患者无明显症状，少数人有恶心、呕吐或是类似溃疡病的上消化道症状，难以引起足够的重视。随着肿瘤的生长，影响胃功能时才出现较为明显的症状，但均缺乏特异性。疼痛与体重减轻是进展期胃癌最常见的临床症状。患者常有较为明确的上消化道症状，如上腹不适、进食后饱胀，随着病情进展上腹疼痛加重，而出现食欲下降、乏力等症状。根据肿瘤的部位不同，也有其特殊表现。贲门胃底癌可有胸骨后疼痛和进行性吞咽困难；幽门附近的胃癌有幽门梗阻表现。当肿瘤破坏血管后，可有呕血、黑便等消化道出血症状；如肿瘤侵犯胰腺被膜，可出现向腰背部放射的持续性疼痛；如肿瘤溃疡穿孔则可引起剧烈疼痛甚至腹膜刺激征象；肿瘤出现肝门淋巴结转移或压迫胆总管时，可出现黄疸；远处淋巴结转移时，可在左锁骨上触及肿大的淋巴结。晚期胃癌患者常可出现贫血、消瘦、营养不良甚至恶病质等表现。

2. 中医分型

（1）肝气犯胃型：胃脘胀痛，牵及两胁，纳食减少，呃逆频繁，吞酸甚至呕吐，舌质淡暗，苔薄白，脉弦细或沉。

（2）胃热伤阴型：胃脘部灼热烧痛，嘈杂不适，纳食不香，口干欲饮，五心烦热，舌质红，脉弦细。

（3）气滞血瘀型：胃脘刺痛，心下痞满胀闷不适，恶心，大便色黑，呕血，面色晦暗，舌头暗紫或有瘀斑，脉沉细涩。

（4）痰湿凝结型：腹胀便溏，喜卧懒言，舌质淡，舌苔厚腻，脉缓细濡。

（5）脾胃虚寒型：虚弱懒言，朝食暮吐，肢冷畏寒，面色黄白，舌淡而胖，舌苔薄，口干不欲多饮。

（6）气血亏虚型：腹痛绵绵，纳差，乏力，消瘦，恶心，精神不振，自汗盗汗，头晕，舌质淡，舌苔薄、光或无苔，脉沉细、无力。

一、药物外治法

1. 穴位贴敷法

🥣 处方 085

小茴香、厚朴、木香、陈皮、苍术，冰片、生姜少许。并根据患者腹胀程度及合并症状进行加减：如呕吐加姜半夏，腹腔积液加大腹皮，不全性肠梗阻加枳实、芒硝，疼痛加延胡索，黄疸加茵陈。

【用法】用温水清洁局部皮肤，无菌纱布擦干，将中药膏贴贴敷于中脘和神阙穴位上按压贴实，每日贴敷 1 次，每次持续 4~6 小时，连续使用 7 天为 1 个疗程。

【适应证】终末期胃癌导致的腹胀。

【注意事项】观察所贴穴位处皮肤有无红肿、破溃；贴敷神阙穴前在穴位处覆盖一层无菌纱布，以防药物进入肚脐。

【出处】《光明中医》2018，33（22）：3318-3319.

2. 中药外敷法

🥣 处方 086

生南星、生附子、生川乌、马钱子、黄药子、乳香、没药、蟾酥、冰片。

【用法】先将中药研成细粉，以凡士林为基质调成软膏，尔后将软膏涂于纱布上，药膏厚度为 0.3~0.5cm。找准患者疼痛最强烈的部位或反应于体表的疼痛部位，用生理盐水予以清洁，然后将附有中药膏的纱布敷于皮肤上，用胶布固定，敷药时间一般为 24 小时。若疼痛为分散状况，则选取痛处周围的穴位敷药，同时与患者沟通，给予心理疏导。

【适应证】胃癌晚期疼痛。

【出处】《现代诊断与治疗》2015，26（13）：2924-2925.

处方 087

芒硝 500g。

【用法】采用经高温消毒的 20cm×10cm 棉布袋，内置芒硝 500g，外敷于切口周围 2.5cm，含神阙穴（即脐窝部），胶布固定，防止滑脱。两组均于术后 8 小时开始换药，24 小时更换 1 次，直至患者排便。

【适应证】老年胃癌患者术后胃肠功能障碍。

【出处】《中国老年保健医学》2015，13（6）：58-59.

3. 穴位注射法

处方 088

黄芪注射液。

【用法】取足三里穴，使患者取舒适体位，抽取 2ml 黄芪注射液，消毒进针穴位。右手持注射器对准足三里穴，快速刺入皮下，然后将针缓慢推进，行提插补泻手法，达一定深度后产生得气感应，如无回血，才可缓慢注入黄芪注射液。操作完毕，再次消毒进针点，嘱患者适当休息再下床活动。每日 1 次，两侧交替，从患者化疗前 3 天至化疗结束后 1 天为 1 个疗程，共计 2 个疗程。

【适应证】胃癌化疗后恶心呕吐等副反应。

【出处】《上海针灸杂志》2014，33（2）：145-146.

处方 089

新斯的明注射液 1~2ml。

【用法】用无菌注射器抽取新斯的明 1~2ml，患者取屈膝仰卧位，取足三里穴，常规消毒皮肤后刺入，上下缓慢提插，有酸麻重感后回抽无血即可注入 0.25~0.5ml 药液，留针 20 分钟，再注入 0.25~0.5ml，出针后按压针孔，然后同样方法注射对侧穴位。每天 1 次，疗程为 5~7 天。

【适应证】胃癌患者术后胃肠功能紊乱。

【出处】《中国药导报》2014，20（10）：63-64.

4. 药物灌肠法

🥣 处方 090

复方大承气汤：大黄（后下）10g，芒硝（冲服）5g，枳实 10g，厚朴 20g，桃仁 10g，赤芍 10g，炒莱菔子 30g。

【用法】复方大承气汤煎剂 100ml 保留灌肠，每天 2 次，连用 6 天为 1 疗程。

【适应证】胃癌术后胃瘫综合征。

【出处】《中国组织工程研究与临床康复》2017，11（25）：4953-4955.

二、非药物外治法

1. 针刺法

🥣 处方 091

大椎、胃俞、脾俞、肾俞、三阴交、足三里、血海。

【操作】平补平泻，留针 30 分钟。10 天为 1 个疗程，疗程间休息 3 天。

【适应证】胃腺癌术后腹水。

【出处】《浙江中医杂志》2018，53（4）：277.

🥣 处方 092

内关、外关、合谷、中脘、足三里。

【操作】内关直刺 0.5~1 寸透外关，用补法行针 1~2 分钟，以患者能忍受为度留针；合谷直刺 0.5~1 寸，行针 1~2 分钟，以患者中度酸麻胀感为度留针。中脘直刺 1~1.5 寸，以患者能忍受为度留针。足三里直刺 1~2 寸，行针 1~2 分钟，以患者中度酸麻胀感为度留针。每隔 5 分钟行针 1 次，20~30 分钟后起针。每日 1 次，3 次为 1 疗程，如不愈再针 2~3 次。

【适应证】晚期胃癌呃逆患者。

【出处】《内蒙古中医药》2010，（21）：77.

2. 温针灸法

处方 093

足三里、气海穴（均为双侧）。

【操作】患者仰卧位，放松身体，反复揉按双侧足三里（犊鼻穴下 3 寸，胫骨前嵴外 1 横指处）与气海穴（下腹部，前正中线上，脐中下 1.5 寸）1 分钟。穴位消毒，找准穴位后将毫针（0.35cm×5.0cm）刺入，进针 1.5 寸。行针时在皮肤处放置垫片防止烫伤，得气后行补法，在针尾放置艾炷（10cm×10cm）并点燃，留针 10 分钟，每天 1 次。以患者局部皮肤出现红晕（直径 2cm）且自觉温热感上传，腹部有肠蠕动感为佳。

【适应证】胃癌化疗患者消化道反应及免疫功能低下。

【出处】《解放军医药杂志》2018，30（8）：9-12.

3. 艾灸法

处方 094

足三里穴。

【操作】位于外膝眼直下 3 寸，即小腿胫骨前侧外缘，膝关节下四指宽处即足三里穴。将艾条的一端点燃，对准应灸的腧穴部位，距皮肤 2~3cm，进行熏烤，以患者感到局部温热、舒适无灼痛为宜，局部皮肤呈红晕为度，隔日灸 1 次，每次灸 10~15 分钟。治疗 6 个月疗程结束。

【适应证】胃癌免疫功能低下者。

【出处】《上海护理》2013，13（5）：29-32.

4. 化脓灸法

处方 095

足三里穴。

【操作】化脓灸：取双侧足三里穴作化脓灸。艾灸前 75% 乙醇消毒穴区，然后将自制艾炷（底部直径 0.5cm、高 0.5cm、重 1mg）置于穴位上点燃。待艾炷燃尽后，除去灰烬，续按前法灸下一壮，共灸 7 壮。每次灸一侧穴位，直到该部位化脓形成灸疮并结痂脱落为一个疗程，一般持续 40 天；再另取对侧穴位按前法施灸；穴位各灸 1 次，共计 2 个疗程。

【适应证】胃癌免疫功能低下患者。

【出处】《中医临床研究》2018，10（34）：13-16.

5. 隔蟾皮灸法

🥣 **处方 096**

第一组：足三里、阳陵泉、内关、悬钟、关元、中脘（卧位）；第二组：外关、三阳络、大椎、曲池、合谷（坐位）。

【操作】用面粉加水制成面团，捏成中空上下无盖圆柱形，厚 1cm，高 3cm，直径 2cm，把圆柱形面团垂直于皮肤粘在以上各穴位处，中空面团内部第一层撒上六神丸粉末，厚 2cm，第 2 层放上用水泡软的 1 片干蟾皮，第三层放上艾绒，以填满面团为限。点燃艾绒，以患者局部皮肤感觉温热、舒适而不灼痛、皮肤局部呈红晕为度，治疗过程中可续加艾绒，治疗时间常规 30 分钟。每日灸 1 次，隔日换组。

【适应证】胃癌术后疼痛。

【出处】《中医临床研究》2017，9（1）：27-28.

6. 督脉灸法

🥣 **处方 097**

督脉。

【操作】患者取俯卧位，充分暴露背部，用医用酒精自大椎穴至腰俞穴充分消毒，并注意保暖。督脉及两侧涂生姜汁和督灸粉。平铺桑皮纸和治疗巾于督灸粉上，将 2000~2500g 生姜粉碎后，滤去姜汁，平铺于治疗巾上，用压舌板均匀施压，形成规则的、厚度均匀一致的长方形姜带，姜带宽 15cm，厚 3~5cm。把艾绒底宽 5cm，高 3cm，均匀置于姜带上。上、中、下三点处艾炷点燃施灸，并重复施灸 3 壮。灸完后从背部两端轻轻提起治疗巾移去生姜及艾灰并用温开水将背部擦拭一遍，嘱患者勿受凉，平躺 10 分钟后离去。1 周灸 1 次。

【适应证】预防胃癌化疗后毒副反应。

【出处】《中医临床研究》2014，6（26）：34-35.

7. 麦粒灸法

处方 098

双侧足三里、上巨虚、下巨虚穴。

【操作】于患者双侧足三里、上巨虚及下巨虚穴位中选取 1 个穴位，抹少量万花油于穴位位置，并放置麦粒大小艾炷，以线香点燃艾炷后待患者感受灼痛时将其去掉，然后再施第 2 壮，本次治疗共灸 5 壮，灸完后于患者穴位表面涂抹少量万花油，每日施灸 1 次。

【适应证】胃癌术后胃肠动力障碍。

【出处】《中华中医药学刊》2019，37（12）：3046-3049.

8. 耳穴压豆法

处方 099

耳穴：心、神门、交感、皮质下、胃穴。

【用法】穴位选取耳郭中的心、神门、交感、皮质下和胃穴。患者取坐位，用耳穴探测仪找出穴位压痛点，75% 乙醇棉球局部消毒，将王不留行籽耳穴贴贴于穴位及背面相对应点。用拇指和食指对压所贴穴位，使患者产生酸、麻、胀、痛感。刺激以患者能耐受为度，嘱患者每日自行按压 4 次（早、中、晚和睡前 2 小时），每穴每次按压不少于 30 秒，至耳郭自感发热为宜，两耳交替进行。2 天更换 1 次王不留行籽耳穴贴。

【适应证】胃癌患者术后疼痛。

【出处】《中国肿瘤临床与康复》2018，25（7）：810-812.

综合评按：胃癌是起源于胃黏膜上皮的恶性肿瘤，西医主要治疗方法为手术治疗、化疗、靶向治疗等。中医外治法在治疗晚期胃癌和胃癌术后消化功能障碍，调节免疫功能，减轻胃癌化疗反应方面有独特的疗效。其中药物外敷、耳穴压豆法可以有效缓解胃癌晚期疼痛，针对胃癌术后消化道功能障碍，可以选用麦粒灸、药物灌肠、穴位注射法。温针灸和督脉灸通过温通经络，健脾益气，补虚扶正的作用可以有效治疗胃癌化疗后各种不良反应。针对胃癌顽固性呃逆、术后腹水可以选用针刺、穴位贴敷法进行治疗。

第八节　上消化道出血

上消化道出血是指屈氏韧带以上的消化道，包括食管、胃、十二指肠或胰、胆等病变引起的出血，胃空肠吻合术后的空肠病变出血亦属这一范围。

1. 临床诊断

（1）呕血和（或）黑便：是上消化道出血的特征性表现。出血部位在幽门以上者常有呕血和黑便，在幽门以下者可仅表现为黑便。但是出血量少而速度慢的幽门以上病变可仅见黑便，而出血量大、速度快的幽门以下的病变可因血液反流入胃，引起呕血。

（2）失血性周围循环衰竭：出血量 400ml 以内可无症状，出血量中等可引起贫血或进行性贫血、头晕、软弱无力，突然起立可产生晕厥、口渴、肢体冷感及血压偏低等。大量出血达全身血量 30%~50% 即可产生休克，表现为烦躁不安或神志不清、面色苍白、四肢湿冷、口唇发绀、呼吸困难、血压下降至测不到、脉压差缩小及脉搏快而弱等，若处理不当，可导致死亡。

（3）氮质血症。

（4）贫血：急性大出血后均有失血性贫血，出血早期，血红蛋白浓度、红细胞计数及红细胞压积可无明显变化，一般需要经 3~4 小时以上才出现贫血。上消化道大出血 2~5 小时，白细胞计数可明显升高，止血后 2~3 天才恢复正常。但肝硬化和脾功能亢进者，则白细胞计数可不增高。

（5）发热：中度或大量出血病例，于 24 小时内发热，多在 38.5℃ 以下，持续数日至 1 周不等。

另外，急诊消化道内镜及影像学检查有助诊断。

2. 中医分型

（1）胃中炽热型：吐血紫暗甚则鲜红，常混有食物残渣，大便色黑如漆，口干喜冷饮，胃脘胀闷灼痛。舌红苔黄，脉滑数。

（2）肝火犯胃型：吐血鲜红或紫暗，口苦目赤，胸胁胀痛，心烦易怒。舌红苔黄，脉弦数。

（3）脾不统血型：吐血暗淡，大便漆黑稀溏，面色苍白，头晕心悸，神疲乏力。舌淡红，苔薄白，脉细弱。

（4）气随血脱型：吐血量大，大便溏黑甚则紫暗，面色苍白，大汗淋漓，四肢厥冷，眩晕心悸，烦躁口干，神志恍惚，甚或昏迷。舌淡红，脉细数无力或脉微细。

一、药物外治法

1. 穴位贴敷法

🥣 处方 100

白及 1 份、制大黄 1 份、蒲黄 1 份、吴茱萸半份。

【用法】将上药共研末，用鸡蛋清搅拌，贴敷于上述穴位，每次贴敷为 2~3 小时，10 天为 1 个疗程。

【适应证】消化道溃疡引起的慢性上消化道出血。

【出处】《新疆中医药》2012，30（5）：81–82.

2. 膏贴法

🥣 处方 101

莱菔子、汉防己、地龙、砂仁。

【用法】将上述药物碾细末，过 100 目筛，并用滤纸加工成类袋泡剂剂型，每袋含生药 3g，面积为 6cm×6cm，厚度为 0.3cm。脐部常规消毒，用 2% 月桂氮草酮均匀涂搽于脐部的四周（6cm×6cm），将贴膏敷上，经 3% 的冰片溶液 1.5ml 湿润贴剂后，以带孔的医用贴固定。每天用冰片溶液湿润贴剂 2 次，每 3 天更换 1 次贴剂，期间休息 1 天。治疗 1 个月为 1 个疗程。

【适应证】肝硬化患者门脉压力高反复出血者，预防上消化道大出血。

【注意事项】敷药时要使患者采取适当体位并固定药物，根据患者的年龄、体质或病情，确定敷药的剂量及时间。

【出处】《中国中西医结合杂志》2008，28（7）：642-644.

二、非药物外治法

针刺法

处方 102

丰隆、三阴交、中脘。

【操作】选用规格为 0.35cm×0.40cm 的毫针，患者取仰卧位，准确选取穴位后，局部皮肤采用常规消毒，所选穴位均采用垂直进针、平补平泻的手法，针刺深度以 1.0~1.2 寸为宜。治疗为 3 次，每日 1 次，留针 20 分钟，10 分钟行针 1 次。在针刺时，虽有"气至而有效"之说，但针刺中脘穴时，较深的针刺效果明显优于过浅者。针刺深度到胃壁时，针下可感到柔软轻松的阻力，患者自觉腹中烘热感，上至胸咽并向两侧季胁部放散传导或疼痛，此时应立即停针不宜再刺。此种刺法一定要缓慢进针、细心体会针感。

【适应证】上消化道出血引起呃逆。

【出处】《中华中医药学刊》2001，19（6）：632.

综合评按：药物外喷止血法、洗胃法均为治疗上消化道出血的有效方法。其中经内窥镜药物止血法成功率近100%，止血时间平均3~25秒，应为首选。余如贴敷、敷脐、艾灸等法，自古以来应用至今，亦有一定疗效，可供临床应急之用。膏贴法对肝硬化患者门脉压力近期影响的研究，从预防吐血角度为我们展现了广阔的前景。根据"急则治其标"的原则，外治法首当其冲，对争取时间，挽救患者生命有重要意义。同时，应当强调审因论治，适当配合内服药以便提高疗效。对大量吐血患者，必须中西汇参，内外结合，不可偏废。

第九节 功能性消化不良

功能性消化不良又称消化不良，是指具有上腹痛、上腹胀、早饱、嗳气、食欲不振、恶心、呕吐等不适症状，经检查排除引起上述症状的器质性疾病的一组临床综合征。症状可持续或反复发作，病程超过 1 个月或在过去的 12 个月中累计超过 12 周。是临床上最常见的一种功能性胃肠病。

1. 临床诊断

功能性消化不良必须符合以下 1 点或 1 点以上：餐后饱胀不适，早饱，上腹痛，上腹灼烧感。功能性消化不良为一排除性诊断疾病，在临床实际工作中，既要求不漏诊器质性疾病，又不应无选择性地对每例患者进行全面的实验室及特殊检查。在全面病史采集和体格检查的基础上，应先判断患者有无下列器质性疾病的"报警症状和体征"：45 岁以上，近期出现消化不良症状，有消瘦、贫血、呕血、吞咽困难、腹部肿块、黄疸等，消化不良症状进行性加重。对有"报警症状和体征"者，必须进行彻底检查直至找到病因。对年龄在 45 岁以下且无"报警症状和体征"者，可选择基本的检查如血常规、尿常规、便隐血试验、血沉、肝功能试验、胃镜、腹部 B 超（肝、胆、胰），或先予经验性治疗 2~4 周观察疗效，对诊断可疑或治疗无效者有针对性地选择进一步检查。

2. 中医辨证分型

（1）肝胃不和型：胃脘及两胁胀痛，情志不遂则加重，胸闷嗳气，纳少泛酸，舌淡红，苔薄白，脉弦细。

（2）肝胃郁热型：胃脘及两胁胀痛、灼热，食后疼痛不减或加重，泛酸嘈杂，烦躁易怒，口干口苦，大便干结，小便短赤，舌红苔黄，脉象弦数。

（3）胃阴亏虚型：胃脘隐痛灼热，空腹尤甚，口干纳呆，手足心热，大便干结，舌红少津或有裂纹，少苔或花剥苔，脉细数。

（4）脾胃虚寒型：胃脘隐痛，喜温喜按，饮食生冷后加重，泛吐清水，疲乏无力，舌淡，苔白腻，脉细弱或迟缓。

（5）宿食内停型：脘腹胀痛，嗳腐吞酸，食后尤甚或厌食，吐食或矢气后痛减，泻下臭秽或不爽，苔黄厚腻，脉滑实。

（6）湿热中阻型：脘腹痞满，食少乏味，恶心呕吐，嗳气吞酸，头身困重，怠惰嗜卧，便溏不爽，舌淡，苔白腻，脉濡缓或弦滑。或胃脘灼痛、痞闷，口苦，尿黄，舌边尖红，苔黄厚腻，脉滑数。

（7）肾气不足型：脘腹胀痛，喜揉喜按，腰酸膝软。偏肾阴虚者可伴口干唇燥，五心烦热，舌红少苔，脉沉细数；偏肾阳虚者可伴形寒肢冷，大便稀溏，小便清长，舌淡苔白，脉象沉细。

（8）寒热错杂型：胃脘痞塞疼痛，嗳气频频，呕吐泄泻，苔白黄腻，脉濡数；或口苦、口臭，胃中灼热、喜冷饮，大便干燥等热象与胃部怕冷、大便稀溏、小便清长等寒象并见。

一、药物外治法

1. 穴位贴敷法

处方 103

白芥子、茴香、香附、吴茱萸、细辛。

【用法】以上诸药加入蒜泥而成膏状，选取肝俞、脾俞、胃俞、中脘、天枢、气海穴进行贴敷，每次贴敷 12 小时，2 天 1 次，1 周为 1 个疗程，连续治疗 2 个疗程。

【适应证】脾胃气虚型功能性消化不良。

【出处】《四川中医》2017，47（12）：106–108.

处方 104

党参 6g，细辛 3g，川椒 3g，川芎 6g，香附 10g，白芷 10g，白芍 10g，当归 10g，高良姜 10g，川楝子 6g，炒吴茱萸 5g，冰片 1g。

【用法】上述生药打成粉，均匀混合后，装入大小为 20cm×10cm 的敷药袋，每袋净重 80g。穴位选择：中脘、下脘、天枢、神阙、气海、关元。

嘱患者平卧，暴露贴敷部位，取一药袋直接平置于患者的上述穴位上，药袋上置一调控式电热水袋，恒温加热，温度以患者舒适为宜（50℃），每次1袋，每日1次，每次50分钟。

【适应证】脾胃虚寒型功能性消化不良。

【出处】《国医论坛》2016，31（5）：31-33.

处方 105

木香、苏梗、乌药、冰片。

【用法】上药按5:5:5:1的比例研成粉末，加凡士林调成膏状，制成大小1.5cm×1.5cm，厚度0.3cm，敷于肚脐（即神阙穴），以脐敷专用贴固定，每日1次，每次2小时。

【适应证】寒热互结型功能性消化不良。

【出处】《山西中医》2018，34（8）：12-14.

处方 106

檀香、莪术、川芎。

【用法】以上诸药按照1:2:2的比例研末，烘干加以蜂蜜适量调制成每粒5g药丸，用防脱敏胶布固定于选定穴位。贴敷取穴：脾俞、胃俞、肝俞、三焦俞、上脘、中脘、建里、承满，每次交叉选穴4个，固定6小时后取下，隔日贴1次，每周治疗3次，4周为1疗程。

【适应证】功能性消化不良所致上腹疼痛综合征。

【注意事项】治疗期间注意保暖，患者皮肤若有较强的灼热感、瘙痒感等不适，可以适当缩短贴药时间。

【出处】《中医外治杂志》2019，28（5）：24-25.

2. 穴位注射法

处方 107

当归注射液。

【用法】嘱患者取仰卧位，用5ml一次性无菌注射器抽取稀释后的复方当归注射液。局部皮肤用0.2%活力碘消毒，用左手拇指、食指撑开周围皮肤，右手持注射器快速刺入上述穴位1~1.5寸，然后上下提插以取得酸胀感为宜，回抽无血后便可将药液缓慢注入，每穴 0.5~1ml，隔日治疗 1 次，连续 3 次为 1 个疗程，疗程间休息 1 天，总共治疗 2 个疗程。

【适应证】功能性消化不良症见餐后饱胀不适、早饱、上腹部疼痛、上腹烧灼感等症状者。

【出处】《湖北中医杂志》2013，35（9）：63-64.

处方 108

黄芪注射液。

【用法】双侧足三里穴位给予黄芪针 1ml 注入（常规穴区消毒，2ml 注射器、6 号针头快速注入穴位 2cm，稍作提插，回抽针管，无回血即注入），每日 1 次。

【适应证】脾胃气虚型功能性消化不良。

【出处】《湖北中医杂志》2013，35（10）：9-10.

3. 热熨法

处方 109

黄连 40g，吴茱萸 30g，酒白芍、茯苓各 20g，生姜 3 片，大枣 3 枚。

【用法】将上药研碎成粉，另将铁粉、木粉置容器内，加入催化剂，配成溶液。再将上述药物加入，搅拌均匀，装入布袋。将药包加热后敷在胃脘部。贴药时间为 4 小时，每天 1 次。1 个疗程为 8 次，疗程间休息 2 天，合计 3 个疗程。

【适应证】肝胃不和型功能性消化不良。

【出处】《吉林医学》2014，34（12）：2280.

处方 110

粗盐 200g，丁香末 10g，吴茱萸末 20g，厚朴末 20g，青皮末 20g，小茴香末 10g，细辛末 5g，砂仁末 10g，冰片 1.5g。

【用法】按上药，使用前微波炉高火加热 1~1.5 分钟取出，置于脐部神阙穴上 15~20 分钟。

【适应证】脾胃阳虚型功能性消化不良。

【注意事项】温度以自宜为度，谨防烫伤皮肤。

【出处】《云南中医药杂志》2015，36（5）：72-73.

4. 兜肚法

处方 111

党参、白术、柴胡、川芎、丹参、苍术、厚朴、半夏、香附、陈皮、小茴香、砂仁。

【用法】上药研末装入药袋，药袋采用了透气性较好的无纺布或棉布缝制，既保证了药物分子的顺利扩散，又不使药物漏出。腰围带采用棉布缝制，其尺寸大小及松紧度根据患者腰围分 3 个规格，做到患者佩戴舒适。置于患者脐部。每 15 天更换 1 次，连续使用 30 天。

【适应证】肝郁气滞兼寒型功能性消化不良。

【出处】《中医杂志》2002，43（12）：927-928.

5. 天灸法

处方 112

脾俞、胃俞、膻中、中脘、神阙、天枢、内关、足三里。

【操作】将白芥子、肉桂、延胡索、细辛、甘遂、艾叶、丁香、花椒等诸药等份研磨粉末，用鲜榨姜汁按比例调配成膏状。需用时砌成每块 1cm×1cm、厚 0.5cm 的小方块，药表面洒上甘草、麝香粉适量，天灸专用胶布固定在特定穴位（脾俞、胃俞、膻中、中脘、神阙、天枢、内关、足三里等穴）上，成人每次贴敷 2~4 小时，每隔 10 天贴敷 1 次，于每年夏季前伏、初伏、中伏、末伏加强各敷药 1 次为 1 个疗程。

【适应证】脾气虚型功能性消化不良。

【注意事项】嘱咐患者切忌用手挠穴位贴敷部位，避免挤压。勿用热水清洗，一般在贴药后局部的皮肤会有色素沉着，发红、瘙痒、灼热、出水泡等现象，如果水泡较大，可在局部消毒后用注射器将水泡内液体抽出，涂上 5% 的安尔碘，一般经过 3~5 天可愈。若是局部只有小水泡，则涂上万花油或者烧伤油即可，要注意保护创面，预防感染。儿童皮肤娇嫩，2 岁以上的孩子才可做天灸，孩子肌肤腠理疏松更易吸收，故每次贴敷 1 小时（不超过 2 小时），行天灸当天患者不要洗冷水澡，用温水洗澡。如果出现烦躁、口干舌燥、剧烈的痒感、丘疹及等过敏反应，应马上去除药膏，并给予马来酸氯苯那敏或氯苯那敏等抗过敏药物口服。

【出处】《河南中医》2015，35（7）：1656-1657.

二、非药物外治法

1. 针灸法

🔬 **处方 113**

双侧天枢、中脘。

【操作】以长 40cm 针灸针于中脘穴、双侧天枢穴直刺 0.8~1.2 寸，得气后在 3 处穴位分别行提插捻转手法，每穴 50 秒，留针 50 分钟，再于 3 处穴位分别行提插捻转手法，每穴 50 秒后出针。虚证行补法，实证行泻法，虚实夹杂行平补平泻。每周治疗 3 次，4 周为 1 个疗程。

【适应证】功能性消化不良症见腹胀、上腹痛、上腹烧灼感者。

【出处】《上海针灸杂志》2018，37（6）：599-604.

🔬 **处方 114**

上脘、中脘、下脘、天枢、气海、足三里、内关。

【操作】以 30 号粗，1.5 寸长针灸针，采用手针治疗，留针 30 分钟，每周针刺 5 次，连续针刺 2 周。

【适应证】功能性消化不良上腹痛、上腹烧灼感明显者。

【出处】《世界中医药》2016，11（2）：311-314.

2. 穴位埋线法

🔬 **处方 115**

中脘、足三里、胃俞、肝俞、脾俞穴。

【操作】局部严格常规消毒，0 号羊肠线剪成 2cm 长，放入穿刺针内前端，右手持针，针尖向下与皮肤成 30~45°角进针，刺入穴位，大进针于皮下 2.5cm，一边缓缓推针芯一边退针管，将羊肠线留在穴位内，外敷创可贴即可。第 2 次埋线在原埋线点处偏开 0.1cm 处进针。疗程 4 周。

【适应证】功能性消化不良症见早饱、腹痛者。

【出处】《中医药导报》2010，16（3）：80-81.

处方 116

中脘、下脘、脾俞、胃俞、肝俞、足三里。

【操作】采用一次性 8 号注射针头作套管，用 30 号毫针剪去针尖部作针芯。经高压消毒后使用。取 0 号长 1~2cm 灭菌羊肠线置入针管前端。穴位常规消毒后，右手夹持针帽，快速过皮，中脘直刺进针 0.1~1.2 寸，得气后，将针退出少许，再向下脘方向斜刺，脾俞直刺 0.5~0.8 寸，得气后将针退出少许，向胃俞方向斜刺，肝俞向脊柱方向斜刺进针，深度以 0.5~0.8 寸为宜。足三里直刺进针，深度以 0.5~1.5 寸为宜。以上穴位待患者有酸胀感后，左手推针芯，边推针芯，边退针管，当针芯推到头后，快速拔出针管，则羊肠线即垂直植于穴位内，出针后涂以碘伏，并 TDP 灯照射 10 分钟。每 15 天治疗 1 次，共治疗 5 次。

【适应证】肝郁脾虚型功能性消化不良。

【出处】《辽宁中医杂志》2008，35（10）：1568-1570.

3. 温针灸法

处方 117

中脘、足三里、内关、脾俞、胃俞、阳陵泉、太冲。

【操作】患者先仰卧位取穴中脘、足三里、内关、阳陵泉、太冲，后俯卧位取穴脾俞、胃俞。2 种体位均行腧穴局部常规消毒后，选用直径 0.38cm 不锈钢毫针快速刺入皮下 1~2 寸，轻捻缓进，使患者感到局部酸、麻、重、胀，待针下得气后，则行捻转、提插补泻手法。中脘、足三里、内关、脾俞、胃俞穴以补法为主。阳陵泉、太冲时以泻为主。当施补泻手法过后，即将针留在适当的深度，在针柄上加置一段长 2cm 的艾炷，施行温针灸，待艾炷燃尽，除去灰烬，将针取出。温针灸日行 1 次，30 次为 1 个疗程。

【出处】《中国中西医结合消化杂志》2008，17（3）：196-197.

4. 隔盐灸法

处方 118

中脘穴。

【操作】患者取仰卧位暴露上腹部在中脘穴处先铺上薄层的医用纱布取

细白盐适量置于纱布上，然后在盐上放置直 1.2cm、呈三角锥形的艾炷施灸。每次灸 7 壮，时间 25 分钟。以上疗法每日治疗 1 次，连续治疗 5 次后休息 2 天，共治疗 2 周。

【适应证】功能性消化不良症见反酸嗳气、恶心呕吐、腹痛腹胀明显者。

【出处】《河南中医》2014，34（7）：1402–1403.

5. 温和灸法

处方 119

中脘、足三里穴。

【操作】首先使患者取仰卧位，然后对患者中脘、足三里等穴位进行定位；此时将灸条点燃置于患者穴位周边进行灸治，如果患者感觉较难耐受，可以将距离稍作拉远，以患者有明显热感为佳，治疗时间持续 28 分钟，1 天 1 次，连续治疗 25 天。

【适应证】脾气虚型功能性消化不良。

【注意事项】治疗期间忌食寒凉、辛辣、刺激食物；保持良好心态，避免剧烈活动。

【出处】《世界最新医学信息文摘》2016，16（84）：196–197.

处方 120

中脘、神阙、天枢（双）、足三里（双）、肝俞（双）、脾俞（双）、膈俞（双）、三阴交（双）。

【操作】除神阙穴用隔盐灸外，其余诸穴均采用温和灸。年轻体胖及背部穴位灸 30 分钟，老年人及形体消瘦者灸 20 分钟，每日 1 次，疗为 4 周。

【适应证】脾胃虚寒型功能性消化不良。

【出处】《湖北中医杂志》2015，37（2）：60.

6. 热敏灸法

处方 121

双侧承满、梁门、气海、脾俞、公孙穴。

【操作】先使患者选择舒适的体位，充分放松，并告诉患者思想集中，注意体会艾灸时的感觉。诸穴均选用规格为 1.8cm×20cm 的纯艾条在距离皮肤 3~5cm 处进行悬灸。首先进行腧穴热敏化的探查，即先在施灸穴位及其附近距离皮进行回旋灸，以温热施灸部位，当局部潮红时，再用艾条对准回旋灸的部位进行雀啄灸，以进一步加强穴位的热敏化，直至找到该穴位及其附近的热敏点。在探查过程中，某处若出现以下 1 种或 1 种以上的灸感反应，即为该处穴位的热敏点。①透热，灸热从施灸点皮肤表面直接向深部组织穿透，甚至传到体腔脏器；②扩热，热感从施灸点向周围片状扩散；③传热，热感从施灸点沿静脉循行向远端传导；④局部无热远部热，即施灸部位无热感，而远离施灸部位却热感明显；⑤其他非热感觉，如局部产生酸、胀、压、重等非热感。找到热敏点后，再对该点进行温和灸法，即用点燃的艾条对准热敏点 3~5cm 处不动，持续施灸，直至上述的热敏化现消失，即达到最佳施灸量，然后换另一处穴位继续重复上述步骤，直至所选穴位依次灸完。每日上午治疗 1 次，每星期治疗 6 次，连续治疗 2 星期。

【适应证】脾胃气虚型功能性消化不良。

【出处】《上海针灸杂志》2016，35（5）：538–540.

7. 隔药饼灸法

处方 122

神阙、中脘穴。

【操作】患者取仰卧位，常规消毒穴位后，将附子 6g，干姜、茯苓、白术、山药、党参、陈皮、砂仁、木香、神曲、鸡内金各 15g，炙甘草 10g 诸药研成药末，用可溶性淀粉调成直径 2~3cm、厚度 0.5~0.8cm 的药饼，再在药饼上放置一个小于药饼直径且高 2~3cm 的圆锥形艾炷，并将其点燃，每次连续灸 2~3 壮，至局部皮肤潮红温热为度。每日 1 次，共治疗 4 周。

【适应证】脾胃虚寒型功能性消化不良。

【出处】《上海针灸杂志》2018，37（05）：519–521.

8. 耳穴压豆法

处方 123

耳穴：肝、脾、胃、肾、十二指肠、内分泌、交感、神门、皮质下。

【操作】取肝、脾、胃、肾、十二指肠、内分泌、交感、神门、皮质下。将王不留行籽贴于已选好的耳穴上，双耳同时进行。每周贴 3 次，每次至少间隔 1 天。要求患者每穴每次按压 60 秒，每日按压 ≥ 5 次。

【适应证】肝胃不和型功能性消化不良。

【出处】《中华中医药杂志》2018，33（9）：4224–4226.

处方 124

耳穴：脾、胃、肠、神门。

【操作】耳穴埋籽，隔日 1 次，取穴（脾、胃、肠、神门）局部消毒耳部皮肤，将粘有王不留行籽的 0.6cm^2 的胶布对准穴位粘贴，用手指按压 3 分钟，每日按压 3~5 次。

【适应证】脾胃气虚型功能性消化不良。

【出处】《中医临床研究》2015，7（9）：16–17.

综合评按：功能性消化不良属中医学"胃脘痛""胃痞"等范畴，多因外感邪气、饮食不节、情志失调、劳倦过度等导致气滞、血瘀、痰湿、食积阻滞中焦，使脾失健运，胃失和降，中焦气机不利。但中焦气机调达亦离不开肝木疏泄功能的发挥，若木旺乘土或土虚木乘，亦可导致本病发生。其病位在胃，与肝脾关系密切。西医对本病疗效有限，凸显中医治疗功能性消化不良的优势。

中医外治法可达到与内治法相似疗效，如《理瀹骈文》所言："外治之理即内治之理，外治之药亦即内治之药，所异者法耳，医理药性无二，而法则神奇变幻。"在应用中医外治的同时，应注重辨证论治，如热熨、艾灸、雷火灸等法，均为借助药物热力，使机体气机通常条达，为治疗虚寒性功能性消化不良。临证时，据病情需要可一种方法独用，亦可多种方法合用，必要时可采用抗焦虑或胃肠动力药物中西医结合治疗，不可延误病机。同时在中医外治的基础上患者应做到重视精神调摄，保持乐观的情绪，避免过度劳累与紧张，也是预防本病复发的关键。

第十节 胃下垂

胃下垂是立位时胃下缘达盆腔，胃小弯弧线最低点降到髂嵴连线以下的病症。多见于体瘦、肌肉不发达者。病久者，可同时见到其他脏器下垂的现象。本病多见消化不良症状，中医相当于"胃缓""胃下"范畴，症状与"痞证""胃脘痛""呃逆"等病证相似，故也将胃下垂归于上述证病范畴。

1. 临床诊断

X 线钡透见胃小弯最低点在髂嵴连线以下。上腹部可扪及强烈的主动脉搏动，肋下角常小于 90°，下腹隆起。或兼见其他脏器如肝、肾、子宫等下垂。

2. 中医分型

（1）中气下陷型：脘腹重坠、胀满，食后即胀，平卧略缓，纳呆，乏力，气短声微，眩晕，舌淡，脉弱。

（2）胃肠停饮型：脘闷恶心，胃间有振水音，或吐清水，脘腹喜按喜暖，口干不饮，饮水易吐，眩晕心悸，苔白滑，脉沉弦。

（3）肝胃不和型：胃脘胀满，胸胁疼痛，情志不舒，呃逆、嗳气、嘈杂、泛吐酸水，苔薄黄，脉弦。

一、药物外治法

1. 中药热熨法

🥄 **处方 125**

升麻、鲜石榴皮适量。

【用法】以鲜石榴皮与升麻粉同捣（数量不定，以黏结成块为度），制成一直径 1cm 的球形物，置于神阙穴，用胶布固定。患者取水平仰卧位，放松腰带，将热水袋熨烫脐部（水温 60℃左右），每次半小时以上，每日 3

次，10 天为 1 疗程。

【适应证】胃下垂临床各型。

【注意事项】熨敷以饭前为宜，高血压、冠心病、甲状腺功能亢进、妊娠早期、咯血患者忌用。治疗期间注意休息，不暴饮暴食，避免情绪波动。

【出处】《中医杂志》1992，（11）：42.

2. 中药外敷法

处方 126

附子 24g，蓖麻子仁 30g，五倍子 18g。

【用法】上药共捣烂，敷于百会穴及剑突处鸠尾穴。

【适应证】中气下陷、胃肠停饮型胃下垂。

【出处】莫文丹，等.《穴敷疗法聚方镜》[M]. 北京：中国医药科技出版社，1988.

3. 穴位注射法

处方 127

胃升注射液（由黄芪、党参等组成）。

【用法】取穴：膈俞、脾俞、胃俞、三阴交和中脘、气海、关元、足三里，两组穴交替使用。操作：穴位常规消毒后，用一次性 7 号针头注射器，抽取胃升注射液 4ml，对准穴位快速刺入，然后缓慢进针。得气后如回抽无血，缓慢注入药液，边注射边将针头上提。每穴注入 1ml，每日 1 次。2 周为 1 个疗程，疗程间隔 5 天。

【适应证】脾胃气虚、中气下陷型胃下垂。

【出处】《湖北中医杂志》2003，25（5）：32.

4. 敷脐法

处方 128

蓖麻子仁 20g，五倍子 10g。

【用法】上药共捣烂，以纱布包裹，贴敷于脐上。

【适应证】胃肠饮停、中气下陷型胃下垂。

【注意事项】孕妇及吐血者忌用。

【出处】张建德编著.中医外治法集要［M］.西安：陕西科学技术出版社，1989.12.

5. 药兜肚法

⚕ 处方 129

三棱、莪术各 15g，肉桂 10g，陈艾 45g，木香、草果、公丁香各 10g，水仙子 15g，红花 15g，高良姜 12g，砂仁 6g。

【用法】上药共研末，三尺布折成双层，内铺棉花，将药末铺于棉花中间，用线缝好，防止药末堆积和漏出。日夜兜在胃脘部，于胃痛易发季节开始使用，连用半年或至病愈。每月换药末 1 次。

【适应证】胃下垂所引起的胃脘痛。

【出处】《中医杂志》1961，（5）：36.

二、非药物疗法

1. 温针灸法

⚕ 处方 130

脾俞、胃俞、中脘、天枢、关元、足三里穴。

【操作】患者先取俯卧位，穴位常规消毒，针刺脾俞、胃俞，得气后不留针；然后取仰卧位，中脘、天枢、关元、足三里穴，进针 1~1.5 寸，得气后，针柄上套 1 寸长艾炷点燃，行温针灸，每次每穴温针灸 3~5 壮。百会穴向后平刺 1~1.5 寸，三阴交直刺 1~1.5 寸。留针 30 分钟，每日 1 次，10 次 1 疗程，每疗程间隔 2~3 天。

【适应证】中气下陷型胃下垂。

【出处】《湖北中医杂志》2012，34（03）：68.

2. 穴位埋线法

⚕ 处方 131

选穴：主穴取上脘透中脘，天枢透胃上，脾俞透胃俞、足三里。配穴：气滞加肝俞，血瘀加加膈俞，便秘加大肠俞。

【操作】操作：患者平卧，用碘伏常规消毒后，做常规皮内麻醉后，用大号三角皮针及 3 号免煮羊肠线从局麻点刺入皮下 0.5~1.5cm，穿过穴位从对侧局麻点穿出，将线头剪断，使羊肠线完全埋入皮下组织，用苯扎氯铵贴贴敷针眼 5~7 天。一般 2 个月埋置 1 次，重度胃下垂可连埋 3~5 次。

【适应证】中气下陷型胃下垂。

【出处】《山东中医杂志》2009，28（01）：45-46.

3. 电针法

处方 132

百会、中脘、腹哀、天枢、气海、足三里。

【操作】主要治疗穴位取百会、中脘、腹哀、天枢、气海、足三里。操作方法如下：患者仰卧，穴位进行常规消毒，取 0.30mm×40mm 毫针，百会穴平刺，在皮下提插捻转得气后再取其他穴位，均常规直刺至得气。将电针连接在中脘、双侧腹哀、双侧天枢上，再把电针的一极连中脘，另一极连气海，电针采用直流电、疏密波，强度以患者腹肌出现收缩且能耐受为度，持续刺激 25~30 分钟。以此法每天治疗 1 次，10 天为一疗程，每疗程间隔 3~5 天。

【适应证】中气下陷、脾胃虚弱型胃下垂。

【出处】《江西中医药》2014，45（05）：61-62.

4. 艾灸法

处方 133

梁门、中脘、关元、气海、足三里。

【操作】应用艾炷每日施灸 2 次，每穴 5~10 壮，10 天为 1 疗程。灸后可用右手托胃底部，用力缓缓向上推移，反复数次。

【适应证】中气下陷型胃下垂。

【出处】章逢润，耿俊英，等.《中国灸疗学》[M]. 北京：人民卫生出版社，1989.

5. 隔药饼灸

处方 134

神阙穴。

【操作】将蓖麻子、附子、肉桂各等份研成细粉备用，取药粉10g，用黄酒调制成厚0.5cm的药饼，置于患者神阙穴上，在药饼上放置2.5cm×2.0cm的圆锥形艾炷点燃，连续灸5壮，以患者感到有热气向脐内渗透为宜，灸毕用纱布将药盖上，用胶布固定。每日1次，20天为1个疗程。

【适应证】中气下陷、脾胃气虚型胃下垂。

【出处】《上海针灸杂志》2013，（03）：213-214.

综合评按：胃下垂属中医学中气下陷，其病因多为禀赋薄弱，身体瘦削，或长期饮食失节，或七情内伤和劳累过度等。病机多为脾胃失和、气机失调、脾阳虚陷、升提失司，导致中气下陷。《灵枢·本脏》中云："脾应肉，肉䐃坚大者胃厚，肉䐃么者胃薄。肉䐃小而么者胃不坚；肉䐃不称身者胃下，胃下者，下管不利。肉䐃不坚者，胃缓……"说明全身肌肉坚实体壮者胃厚，肌肉瘦削者胃薄；肌肉瘦薄与身形不相称者，则胃的位置偏下，肌肉不够坚实则胃缓。并说明胃缓者必然胃下，同时明确阐述了胃缓之证主要在脾。而脾居中焦，其气主升，因此，补中益气、升阳举陷为治疗胃下垂的主要法则。

本病为较顽固的疾患，长期服药多有不便。使用热熨、敷药、贴脐等法，既简便于患者，又有独特疗效。穴位注射，取内服常用之升麻、黄芪，经穴位与之，兼取了内外二种治法之长，当可并收二者之效。其药兜肚法，又不独治胃下垂，且可治疗胃肠其他疾患，故对于兼有其他胃肠病者尤为适宜。现代有应用电针法、穴位埋线法治疗胃下垂。胃下垂患者在治疗的同时，日常生活上应少食多餐，细嚼慢咽，食用清淡、细软、易消化食物，营养均衡，少吃辛辣刺激食物，防止便秘，养成良好的饮食习惯，定时定量。应积极参加体育锻炼，如散步、练气功、打太极拳等。预防该病，还必须保持乐观情绪，也可采用简便易学的健身法，若已患慢性消化性疾病，应积极彻底治疗，以减少该病的发生。

第十一节　呕吐

呕吐是由于胃失和降，气逆于上，饮食和痰涎等胃内容物经由口而出的病证。呕吐常见于西医学中神经性呕吐、胃炎、幽门痉挛或梗阻、胆囊炎、胰腺炎、某些急性传染病等。

1. 临床诊断

饮食痰涎等从胃中上涌，经口而出。嗳腐食臭，恶心纳呆，胃脘胀满。舌苔腻，脉滑。

2. 中医分型

（1）实证：①外邪犯胃型：突然恶心呕吐，有感受风寒暑湿秽浊之邪的病程经过，可伴有恶寒发热，头身疼痛，或兼脘腹胀闷，肠鸣腹泻，舌质正常，舌苔薄腻或白腻。

②饮食停滞型：呕吐酸腐，脘腹胀满，厌食，食后恶心呕吐加重，吐后减轻，或兼肠鸣泄泻，舌苔厚腻、脉濡。

③痰浊中阻型：呕吐多为痰饮涎沫，脘闷不思食，眩晕心悸，口干不欲饮，身体困重，大便多软而不爽，舌苔白滑或白腻，脉濡缓或弦滑。

④肝气犯胃型：呕吐吞酸，嗳气频繁，情志郁怒而发，胸胁胀满而痛，口苦咽干，舌边红，苔薄腻，脉弦。

（2）虚证：①脾胃虚寒型：饮食稍冷凉则呕吐，或不耐劳倦，困倦乏力，头目昏眩，脘腹冷痛，喜热喜按，面色苍白，甚则四肢不温，大便溏薄，舌质淡，脉象濡弱。

②胃阴不足型：呕吐反复发作，或时作干呕，饥不欲食，稍食即饱，口燥咽干，渴不多饮，舌红少津或嫩红无苔，脉细数。

一、药物外治法

1. 穴位贴敷法

🥣 处方 135

酒炒白芍 5g，胡椒 1.5g，葱白 60g。

【用法】将白芍、胡椒共为末，葱白与上药共捣成膏，贴心窝（剑突下），每日 1 次。

【适应证】感受湿邪所致的呕吐。

【出处】（清）吴师机著. 理瀹骈文 [M]. 北京：人民卫生出版社，1955.

🥣 处方 136

止吐糊：胡椒 10g，绿茶 3g，酒曲 2 个，葱白 20g。

【用法】将上药共捣烂成糊状，分别摊于 4 块直径 3cm 的圆形塑料布或油纸上，贴敷于中脘、膻中、期门（双）穴处，以胶布固定，每次贴敷6~12 小时，每日 1 次。

【适应证】肝气犯胃所致的呕吐。

【注意事项】本品对皮肤有刺激性，贴敷后个别患者局部可出现丘疹、瘙痒，重复数贴时可有轻微灼痛，停止贴敷后可消失。

【出处】《中国灸法集粹》。

2. 中药灌肠法

🥣 处方 137

大黄、厚朴、枳实、芒硝各 30g。

【用法】上方（大承气汤）加减运用：虫积加使君子、槟榔、榧子；瘀毒加桃仁、丹皮、赤芍；湿热加黄连、黄柏、白头翁；痈脓加红藤、败酱草、丹皮；痰热加竹茹、半夏、胆南星；火毒加黑丑、甘遂、大戟；寒实加附片、干姜、巴豆。上药水煎，过滤，取浓汁 400ml，冷却至 37℃为宜，每次 200ml，保留灌肠 20~30 分钟，4 小时后可重复灌肠。

【适应证】危急重症呕吐。

【出处】《新中医》1987，（2）：25.

3. 涂擦法

🥣 **处方 138**

生姜 3 片，乌梅（去核）3 个。

【用法】将上药用开水浸泡，待药软后，取药蘸药液频频擦舌，1 日 5~6 次（药液为生姜、乌梅浸泡液，不宜过多）。

【适应证】热性呕吐、妊娠呕吐。

【出处】张建德编著 . 中医外治法集要［M］. 西安：陕西科学技术出版社，1989.12.

4. 穴位注射法

🥣 **处方 139**

黄芪注射液。

【用法】使用无菌注射器吸取黄芪注射液 1.5ml，分别在双侧足三里穴常规消毒后，迅速刺入皮肤，得气后，同抽无回血，缓慢注入黄芪注射液，隔日 1 次，治疗 21 天。

【适应证】化疗后呕吐。

【出处】《医学理论与实践》2014，22（19）：2590–2591.

二、非药物疗法

1. 穴位埋线法

🥣 **处方 140**

①脾俞透胃俞，②梁门、足三里，③建里、上巨虚。

【操作】应用医用铬制羊肠线按穴位埋线法操作，进行穿透埋线和药管埋线，每半月 1 次，三组穴位轮换使用。

【适应证】慢性胃炎及消化性溃疡所致的呕吐、腹痛等症。

【出处】《贵阳医学院附属医院科学资料汇编（1973）》。

2. 磁振按摩法

🥣 **处方 141**

内关（双）、足三里（双）、中脘穴。

【操作】选内关（双）、足三里（双）、中脘穴，用旋转磁疗器对准所选穴位，每穴每次 5~10 分钟。

【适应证】急性胃炎引起的恶心、呕吐、腹痛等症。

【出处】陈植编著 . 磁疗法 [M]. 长沙：湖南科学技术出版社，1979.06.

3. 温和灸法

🥣 **处方 142**

一组：中脘、上脘、足三里；二组：脾俞、胃俞、内关。

【操作】选穴分组：两组穴位交替使用，腹背部腧穴用艾卷温和灸法操作，每穴每次灸治 10~30 分钟。内关（双）、足二里（双），采用针上加灸法，每次灸治 20 分钟。每日 1 次，6 次为 1 疗程。

【适应证】脾胃虚寒所致的呕吐。

【出处】《中国灸法集粹》。

4. 隔药灸法

🥣 **处方 143**

中脘、天枢、神阙、期门、足三里、内关等穴。

【操作】胡椒烘干，研细末，加面粉少许，用水调成泥状，制成薄饼，晾干备用。取中脘、天枢、神阙、期门、足三里、内关为主穴，按艾炷隔药灸法操作，艾炷如枣核或蚕豆大，每次选用 2~4 个穴位。每穴每次施灸 5~7 壮，每日或隔日灸 1 次，5 次为 1 疗程。

【适应证】胃寒呕吐。

【出处】《中国灸法集粹》。

5. 灯火灸法

🥣 **处方 144**

前胸及剑突下揉擦后皮肤异点。

【操作】先用 75% 乙醇药棉在前胸及剑突下揉擦须臾，揉擦部位即可出现皮肤异点数颗。操作时左手持有方孔之古币 1 枚，按于皮肤异点上，右手持粗灯心草 1 根，按灯火灸法操作，由上至下逐点爆灸，手法要敏捷，防止严重灼伤。

【适应证】脾胃虚寒所致的呕吐。

【出处】《中国灸法集粹》。

6. 热熨法

处方 145

中脘穴。

【用法】将粗盐和艾绒以 5：3 的比例在锅内炒热进行初步融合，装入厚棉布袋中扎成 10cm×10cm 的圆盘状艾盐包备用。用时将艾盐包沾水打湿后放入微波炉，用中火加热 2 分钟，取出后热敷在中脘穴，为避免烫伤，开始可先垫小毛巾热熨 5~10 分钟，待艾盐包热力减退后撤出小毛巾继续热熨。每日 1 次，每次热熨 20~30 分钟，10 天为一个疗程。

【适应证】卵巢癌化疗后呕吐。

【出处】《上海针灸杂志》2014，33（03）：234-235.

综合评按： 呕吐可使胃气受损，气血生化乏源，因此应积极治疗。中药外治不仅可以解除药物对胃黏膜的刺激，而且对那些本身胃气上逆，呕恶不止，不能进食、进药的患者提供了治疗途径。各种灸治法，对那些中焦阳虚，稍遇冷凉即呕吐、不耐劳倦的患者，既能治标止呕，又能补中治本。用生姜、乌梅浸泡擦舌，方法简便，疗效肯定。磁振按摩对急性胃炎引起的呕吐效果较好，穴位埋线法对慢性胃炎、溃疡病导致的长期呕恶、吐酸、腹痛效果较佳。

中药外治呕吐的同时，要注意适寒温，饮食要易于消化，宜清淡，少食多餐。对于吐泻频作，眼眶凹陷，唇干烦渴，腹胀，尿少，舌苔秽腻，肢冷脉微的危重症，当中西医结合积极治疗。

第十二节 腹胀

腹胀是指脘腹及脘腹以下的整个腹部胀满的一种症状。多因饮食失节，起居失调以及外伤、术后等原因引起。本病多见于西医学急慢性胃肠炎，胃肠神经官能症、消化不良、腹腔手术术后出现腹胀者。

1. 临床诊断

腹部胀满，可见腹部胀大，叩之如鼓，伴有食欲不振，食少饱闷，恶心嗳气，四肢沉困等症为主要临床表现。

2. 中医分型

（1）饮食积滞型：脘腹胀满，嗳腐吞酸，或恶心呕吐，大便不通，腹痛拒按，舌苔厚浊，脉弦滑。

（2）痰浊中阻型：腹胀满闷不舒，头目眩晕，身重倦怠，或咳嗽吐痰，痰黏不爽，小便黄涩，舌苔浊腻，脉滑。

（3）肝郁气滞型：情志不舒则腹胀满或明显加重，两胁亦胀，心烦易怒，或时作叹息，或呕恶少食，舌苔薄白，脉弦。

（4）脾胃虚弱型：腹部胀满，时宽时急，不欲饮食，喜温喜按，气短乏力，体倦懒言，大便稀溏，四肢欠温，舌淡苔白，脉沉细。

（5）瘀血阻络型：腹胀或痛，腹部膨大，渴不欲饮，食后腹胀愈甚，无矢气，唇青紫，舌有瘀斑，脉沉涩。

一、药物外治法

1. 敷脐法

🥣 **处方 146**

厚朴、枳实各等份。肝胃不和加香附；脾胃不和加生姜汁；寒邪腹胀加葱汁；郁证腹胀加柴胡；痰浊中阻腹胀加香附、半夏、茯苓、陈皮、生姜汁调成膏外敷。

【用法】将上药混合，研为粗末，用60%的酒精提取有效成分，取适量纳入神阙穴，外用胶布固定，7天换药1次。

【适应证】各型腹胀。

【出处】张建德编著.中医外治法集要［M］.西安：陕西科学技术出版社，1989.12.

处方 147

冰片 0.2g，松节油适量。

【操作】将冰片适量研为细末，纳入脐中，用胶布固定，上用松节油热敷（或用热水袋热敷），每次 30 分钟，每日 1 换。

【适应证】实滞腹胀。

【出处】张建德编著.中医外治法集要［M］.西安：陕西科学技术出版社，1989.12.

2. 灸脐法

处方 148

生五灵脂 24g，生青盐 15g，乳香 3g，没药 3g，夜明砂 6g（微炒），地鼠粪 9g（微炒），木通 9g，干葱头 6g，麝香少许。

【操作】上药共研细末备用。施灸时取面粉适量，用水调和作圆圈置于脐上，再将药末 6g，放在脐内，另用槐树皮剪成一个圆币形，将脐上的药末盖好（封好用面粉做成的圆圈），上置艾炷，1 岁 1 壮，灸治次数可根据腹胀轻重而定。

【适应证】瘀血阻络型腹胀。

【出处】《中国灸法集粹》。

3. 热熨法

处方 149

党参 6g，细辛 3g，川椒 3g，赤芍 6g，香附 10g，白芷 10g，白芍 10g，当归 10g，高良姜 10g，川楝子 6g，炒吴茱萸 5g，冰片 1g。

【用法】将生药打成粉，均匀混合后，装入大小为 2cm×10cm 的药袋，每袋净重 80g，选择中脘、下脘、天枢、神阙、气海、关元。嘱患者平卧，暴露贴敷部位（注意保暖），取一药袋直接平置于患者的上述穴位上，药袋上置一调控式电热水袋恒温加热，温度以患者舒适为宜（50℃），1 次 1 袋，1 日 1 次，每次 50 分钟，14 天为一个疗程，共 2 个疗程。

【适应证】脾胃虚弱型腹胀。

【出处】《中医外治杂志》2016，25（03）：9–11.

4. 穴位注射法

处方 150

胃升注射液适量。

【用法】胃升注射液由黄芪、升麻组成，经中药药液蒸流法用乙醇提取。选足三里（双）、胃俞（双）、脾俞（双）为主穴，每日 1 次，每次每穴 3ml，治疗 6 次休息 1 天，1 个月为 1 个疗程。

【适应证】胃下垂所致的腹胀。

【出处】刘建洪，何冬梅编著. 穴位药物注射疗法［M］. 南昌：江西科学技术出版社，1999.05.

5. 灌肠法

处方 151

厚朴、炒莱菔子、枳壳、桃仁、赤芍、大黄（后下）、芒硝（兑入）各 15g。

【用法】上药加水煎至 250ml，盛入输液瓶内，每剂煎 2 次，取液 400~500ml，兑入芒硝。患者取侧卧位，肛管插入肛门 10~20cm 深，每分钟以 60~80 滴滴入，滴完后安静平卧，至有便意即排便，若肛点后仍未排便（超过 10 小时），可再点滴 1 次，至通气排便止。

【适应证】腹部手术后腹胀。

【注意事项】药液要新鲜配制，温度在 38~40℃为宜。对完全性肠梗阻、妊娠，肛门直肠术后、肛门感染或内痔出血的术后腹胀禁用，极度衰竭的患者慎用。

【出处】《中级医刊》1985，20（10）：53.

6. 中药离子导入法

处方 152

枳实 20g，蓖麻仁 20g。

【用法】上煎加水，煎煮成 10% 的药液 200ml，装瓶备用。按中药离子透入法操作，将浸有药液的纱布置阳极，放在中脘、气海穴处，通电导入 30~50 分钟。每日 1 次，15 次为 1 疗程。

【适应证】胃下垂所致的腹胀。

【出处】周汝翔等主编. 实用疗养学［M］. 沈阳：辽宁人民出版社，1987.08.

二、非药物外治法

1. 穴位埋线法

处方 153

中脘、足三里、胃俞、脾俞、梁丘穴。

【操作】将上穴用甲紫作标记，按照皮肤常规消毒后，术者戴手套、铺洞巾，镊取 1 段 1cm 线，放置在微创埋线针管前端，左手固定穴位皮肤，右手持针刺入到穴位所需深度，当出现针感后，边退针芯、边退针管，将线埋植在穴位皮肤组织或肌层内，针孔处覆盖消毒纱布或用创可贴贴敷。每 15 天埋线 1 次，6 次为 1 个疗程。

【适应证】功能性消化不良所致的腹胀。

【出处】《上海针灸杂志》2011，（07）：453–454.

2. 电针法

处方 154

肠俞、肝俞、脾俞、胃俞穴。

【操作】针具用 30 号 1.5 寸毫针，常规进针后，针尖向脊柱方向斜刺 0.5~1 寸，捻转得气后，同侧肠俞、肝俞及脾俞、胃俞分别接电疗仪，疏密波，以患者耐受为度，留针 30 分钟，每天 1 次，每周 5 次，30 天为 1 疗程。

【适应证】功能性消化不良所致腹胀。

【出处】《新中医》2009,（08）：98-99.

3. 隔葱盐灸法

处方 155

天枢穴（双）、上巨虚穴（双）。

【操作】将葱白、生盐共捣，制成饼状，厚 0.8cm，置以上所选穴位上，点燃艾条 2 根，同时灸患者两侧同名穴位，至局部皮肤微红充血以能忍耐为度。每日 1~2 次，灸治次数根据病情轻者少灸，重者多灸。

【适应证】腹部手术后腹胀。

【出处】《新中医》1985,17（11）：26.

4. 耳穴压豆法

处方 156

十二指肠穴和胃穴。

【操作】将王不留行籽 3g 置于抗过敏胶布上，贴于十二指肠穴和胃穴上，对其按摩，每分钟 32 次，直至耳穴轻微痛感，每天 1 次，两耳交替贴敷，3 天换 1 次。

【适应证】功能性消化不良所致腹胀。

【出处】《实用中医内科杂志》2011,25（11）：50-51.

综合评按：腹胀是消化系统疾病常伴有的症状和体征，是由多种致病因素而引起，患者突出的表现腹部胀满不舒，主要病理机制为腑气不通。中医外治法治疗腹胀，通过皮肤、经脉、孔窍等途径，采用蒸、熨、灸、熏、敷等方法，促进肠胃功能。在临证应用中，一些灸法（如隔葱盐灸、灸脐、蒸脐）方法简便，疗效可靠，对寒性腹胀尤为适宜。灌肠及穴位注射等法，对病情较重、病程较久的患者较宜。中药离子导入法治腹胀，可以治疗各种原因引起的腹胀，特别对胃下垂所致的腹胀效果为优。

第十三节　厌食症

厌食症包括神经性厌食症、小儿厌食症。

神经性厌食指个体通过节食等手段，有意造成并维持体重明显低于正常标准为特征的一种进食障碍，属于精神科领域中"与心理因素相关的生理障碍"一类。其主要特征是以强烈害怕体重增加和发胖为特点的对体重和体型的极度关注，盲目追求苗条，体重显著减轻，常有营养不良、代谢和内分泌紊乱，如女性出现闭经等。严重患者可因极度营养不良而出现恶病质状态、机体衰竭从而危及生命，5%~15% 的患者最后死于心脏并发症、多器官功能衰竭、继发感染、自杀等。

小儿厌食症是指小儿（主要是 3~6 岁）较长期食欲减退或食欲缺乏为主的症状。它是一种症状，并非一种独立的疾病。小儿厌食症又称消化功能紊乱，在小儿时期很常见，主要的症状有呕吐、食欲不振、腹泻、便秘、腹胀、腹痛和便血等。这些症状不仅反映消化道的功能性或器质性疾病，且常出现在其他系统的疾病时，尤其多见于中枢神经系统疾病或精神障碍及多种感染性疾病时。因此必须详细询问有关病史，密切观察病情变化，对其原发疾病进行正确的诊断和治疗。

1. 临床诊断

（1）神经性厌食：心理和行为障碍，主要包括追求病理性苗条和多种认知歪曲症状。

生理障碍患者长期处于饥饿状态，能量摄入不足而产生营养不良，导致机体出现各种功能障碍，其营养不良导致的躯体并发症累及到全身各个系统。症状的严重程度与营养状况密切相关。常见症状有畏寒、便秘、胃胀、恶心、呕吐、嗳气等胃肠道症状，疲乏无力、眩晕、晕厥、心慌、心悸、气短、胸痛、头昏眼花、停经（未口服避孕药）、性欲减低、不孕，睡眠质量下降、早醒等。

（2）小儿厌食症：主要临床表现有呕吐、食欲不振、腹泻、便秘、腹胀、腹痛和便血等。

2.中医分型

（1）神经性厌食：①肝脾不调型：不思饮食，脘胁胀满或痛，嗳气频频，精神抑郁，善太息，或烦躁易怒，舌苔薄白，脉弦。

②饮食积滞型：厌食、恶闻食臭，或呕吐食物，嗳气酸腐，脘腹胀满，或大便不调，舌苔厚腻，脉滑。

③湿浊内阻型：不思饮食，厌油腻，脘腹痞闷，周身倦怠，大便溏而不爽，舌质淡，苔白腻，脉细滑。

④脾阴不足型：纳差少饥或饥不欲食，胃脘嘈杂，唇干舌燥，口渴喜饮，大便偏干，小便短少，舌红苔少乏津，脉细或细数。

⑤脾胃气虚型：不思饮食，少食即胀，气短懒言，四肢倦怠，神疲乏力，甚则大便溏薄，舌质淡红，苔薄白，脉缓而弱。

（2）小儿厌食症：①脾运失健型：厌恶进食，饮食乏味，食量减少，或有胸脘痞闷、嗳气泛恶，偶尔多食后脘腹饱胀，大便不调，精神如常，舌苔薄白或白腻。

②脾胃气虚型：不思进食，食不知味，食量减少，形体偏瘦，面色少华，精神不振，或有大便溏薄夹不消化食物，舌质淡，苔薄白。

③脾胃阴虚型：不思进食，食少饮多，口舌干燥，大便偏干，小便色黄，面黄少华，皮肤失润，舌红少津，苔少或花剥，脉细数。

一、药物外治法

1.穴位贴敷法

📋 处方 157

党参、白术、鸡内金、炒山楂、炒麦芽、炒神曲、木香、肉桂、怀山药。

【用法】上药等量为末，睡前用温开水调成糊状敷于神阙穴，2天后取下，间隔2天再敷，连续贴敷5次为一个疗程。

【适应证】小儿厌食症症见食欲不振，甚至厌恶进食或拒绝进食者。

【出处】《亚太传统医药》2007，3（1）：86-87.

2. 敷脐法

🥣 **处方 158**

藿香、佛手、砂仁、连翘心、吴茱萸、干姜、肉桂各等份。

【用法】上药共研细粉，以温开水调成糊状，每次取药膏 0.5~1g，涂满脐眼后，用敷料和胶布固定好，2 天换药 1 次，3~5 天可见效，10 天疗效达高峰。

【适应证】脾失健运型小儿厌食症。

【出处】《江西中医药》1997，28（2）：61.

3. 穴位注射法

🥣 **处方 159**

维生素 D_3 注射液。

【用法】选足三里穴，维生素 D_3 注射液婴幼儿用 30 万 U，6 岁以上用 40 万 ~60 万 U。每次选取一侧穴位，碘伏消毒后用 2~5ml 注射器吸取药液，对准穴位快速破皮，缓缓送针至有得气感，回抽无血后将药液注入，每周注射 1 次，两侧穴位交替使用，4 次为一疗程。

【适应证】脾虚型小儿厌食症。

【出处】《实用中医药杂志》2014，30（8）：750.

4. 中药热熨法

🥣 **处方 160**

神曲 50g，苍术 20g，枳壳 20g，九节菖蒲 10g。

【用法】上药粉碎，与麸皮 100g 混合置铁锅内加温，炒至手心感觉温热，但不烫皮肤为度，随加米醋 10ml 拌匀后趁热起锅，装入棉布口袋（12cm×12cm 大小）内，将袋口折叠后平放中脘穴上，20 分钟，若温度保持过短，可重新加温后再敷，每日早晚各 1 次，2 天即可收效，亦可连用 3~5 天。

【适应证】小儿厌食症。

【出处】《陕西中医函授》1995，（5），15-16.

二、非药物外治法

1. 针刺联合温针灸法

🥄 **处方 161**

心俞、肝俞、脾俞、胃俞、肾俞、百会、期门、中脘、气海、关元、神门、内关、足三里、三阴交、太溪、公孙、太冲。

【操作】先取俯卧位毫针常规针刺心俞、肝俞、脾俞、胃俞、肾俞。心俞、肝俞、脾俞、胃俞向上斜刺 70 度进针 20mm，肾俞直刺进针 30mm，得气后心俞、肝俞行捻转泻法，脾俞、胃俞、肾俞行捻转补法，留针 10 分钟；后取仰卧位毫针常规针刺百会、期门、中脘、气海、关元、神门、内关、足三里、三阴交、太溪、公孙、太冲，得气后百会、期门、神门、内关、太冲行捻转泻法，中脘、气海、关元、足三里、三阴交、太溪、公孙行捻转补法，中脘、气海、足三里于针柄上加艾炷行温针灸，留针 30 分钟，隔日治疗 1 次，10 次为 1 疗程。

【适应证】肝郁脾虚型神经性厌食。

【出处】《中国针灸》2017，37（10）：1126.

2. 穴位放血法

🥄 **处方 162**

四缝穴。

【操作】经常规消毒后，用三棱针在患者双手四缝穴处（即掌侧示指、中指、无名指、小指第二关节中部）点刺，挤出血或黏液 3~5 滴，然后再用消毒干棉球止血。隔天治疗 1 次，3 次后每隔 5 天治疗 1 次，治疗 4 次；之后，如有必要，每隔 10 天治疗 1 次。

【适应证】成人长期厌食伴消化不良症状者。

【出处】《现代中西医结合杂志》2003，12（8）：824.

3. 揿针法

🥄 **处方 163**

足三里、三阴交、脾俞、胃俞、期门。

【操作】嘱患儿选择合适的体位，选取穴位并定位，使用一次性无菌揿针，经常规碘伏消毒埋针部位后，用镊子夹持揿针尾部的胶布，将针尖对准相应穴位按下揿针并固定胶布，术者用手指以适当的力量按揉埋针处 1 分钟以刺激穴位，每次按压 10 下，每日按压 5~6 次，2 次之间间隔 2 小时以上。每周埋针 1 次，每次留置 3 天。4 周为 1 个疗程。

【适应证】肝脾不调型小儿厌食症。

【出处】《中医研究》2019，32（6）：29-31.

4. 穴位埋线法

处方 164

足三里、不容、中脘、胃俞、天枢、支沟、上巨虚、气海、三阴交、肺俞、丰隆、脾俞、肾俞、膏肓。

【操作】穴位埋线治疗，埋线选用聚乙醇酸 PGA 可吸收缝线，以 7 号注射针头采用线体对折旋转埋线法。埋线操作具体流程：所取穴位常规消毒后，取一段 PGA 线以无菌镊放入无菌注射针头前段，线在孔内外的长度基本保持相同，刺入穴位，线在针尖处被压而对折，在确保针孔外的线体完全进入皮肤并获得针感后，旋转退出针体，即完成一处埋线。埋线穴位主穴为足三里、不容、中脘、胃俞，腹胀便秘者加天枢、支沟、上巨虚，气阴不足者加气海、三阴交，咳嗽有痰者加肺俞、丰隆，脾肾亏虚者加脾俞、肾俞、膏肓。每 15 天 1 次，共 2 次。

【适应证】晚期非小细胞肺癌导致的厌食症。

【出处】《中医肿瘤学杂志》2019，1（4）：28-31.

5. 推拿法

处方 165

清胃 5 分钟，揉板门 200 次，平肝 3 分钟，清补脾 5 分钟。

【操作】对症选穴：腹胀者，3 岁以内的患儿加顺运内八卦 3~5 分钟，以消素食、开饱胀，3 岁以上的患儿则加顺时针摩腹 3~5 分钟，以理气消食治腹胀；或面色萎黄，或大便溏薄，夹不消化食物残渣者，加补脾 5 分钟，捏脊 7~9 遍；大便秘结者，加清大肠 300~500 次，推下七节骨 100 次，以清肠通便。3 岁以上的患儿另加推六腑 500 次，以增强降气通便之力；手足心热，口干舌红者，加补肾 5 分钟，揉涌泉穴各 60 次，以滋阴、清虚热；先天禀赋不足者（出生时体重就不达标，且一直比同龄孩子瘦小者），加揉二马 5 分钟，以补先天之不足。

【**适应证**】小儿厌食症诸证型均可辨证选穴应用。

【**出处**】《中医临床研究》2019，11（29）：55-57.

6. 艾灸法

🥣 **处方 166**

中脘、胃俞。

【**操作**】患儿仰卧位，医者手持清艾条垂直于中脘穴上，距皮肤 2~3cm，点燃艾条施灸。次日患儿取俯卧位，医者灸其胃俞穴，双侧轮流进行。施灸时医者可将手指放在穴位旁，以测知温度，防止烫伤患儿。每穴灸 15~20 分钟，开始时灸治时间可略短，逐渐加长治疗时间，以穴位处皮肤潮红为度，如患儿渐能耐受，以皮肤灼热微痛为佳。每日治疗 1 次，灸治 1~3 个月。

【**适应证**】小儿厌食症以无食欲、进食少，甚至拒食、形体消瘦、面色少华为主要表现者。

【**出处**】《中国针灸》2004，24（06）：20.

7. 灯草灸法

🥣 **处方 167**

耳穴：脾穴。

【**操作**】先轻揉耳背（左），促使局部充血，局部皮肤常规消毒，将浸泡桐油的灯心草点燃，对准中耳脾穴爆之 1~2 次，术后以创可贴敷之，防水、防抓搔。7 日后不效者于右耳处再灸治 1 次。

【**注意事项**】叮嘱家长调节小儿饮食结构亦是预防和治疗小儿厌食症的重要措施。

【**适应证**】脾胃气虚、脾失健运型小儿厌食症。

【**出处**】《上海针灸杂志》2001，20（1）：46-47.

8. 药线点灸法

🥣 **处方 168**

谷线穴、四缝穴、足三里穴、百会穴。

【操作】医者一手拇指和食指捏住距苎麻线线端 1~2cm 处，点燃 1~2cm 的苎麻线线头，轻轻甩灭线头的火焰并迅速将有火星的线头对准穴位，直接点按于所取穴位上，1 次为 1 壮，每个穴位点灸 3 壮，均用补法。每日施灸 1 次。5 次为 1 个疗程，共治疗 1~2 个疗程。

【注意事项】点灸后局部可有灼热感或痒感，嘱患儿家长注意不能让患儿用手挠抓，以防局部破损引发感染。

【适应证】小儿厌食症。

【出处】《辽宁中医药大学学报》2015，17（4）：186–187.

9. 隔药灸法

🥣 **处方 169**

神阙穴。

【操作】用大黄、半夏、蜀椒、麦芽、白术、枳实，共研细粉，贮瓷罐存放。用时取药粉适量，用醋和鲜猪胆汁等量，调成泥状，涂在单层纱布上制成厚 0.3~0.4cm、面积 4cm^2 的圆形泥饼，敷盖于神阙穴上。另用陈艾绒，根据患者年龄大小，做成黄豆至蚕豆大小艾炷。将艾炷置于药饼正中点燃，以局部有温热感，患者能耐受为度。婴幼儿治疗时，术者可提起纱布，用手触试温度，以免烫伤。每次灸 3~6 壮，每日 1 次，7 天为 1 疗程，至治愈为止。

【适应证】小儿厌食症。

【出处】《针刺研究》1997，22（3）：193–194.

综合评按： 外治法在治疗厌食症领域有明显的优势，极具临床应用价值，可有效提高患者依从性，是厌食症的首选治疗方法。除此之外，副作用小也是外治法的优势，适合厌食患者较长时间的使用。其中艾灸、灯草灸、隔药饼灸、热熨、穴位注射法均可有效治疗小儿厌食症，对于成人厌食症、神经性厌食症利用针刺、温针灸的方法也疗效确切。另外，穴位埋线法还可以治疗其他各种原因所致的厌食症。诸外治法无明显界限，可单独或联合应用，临床要不拘于成法，善于变通，则可获得良效。

第十四节 肠易激综合征

肠易激综合征是一种反复腹痛，并伴排便异常或排便习惯改变的功能性肠道疾病，诊断前症状出现至少6个月，且近3个月持续存在。

1. 临床诊断

肠易激综合征典型的临床表现为反复发作的腹痛，最近3个月内每周至少发作1天，伴有以下2项或2项以上：①与排便有关；②发作时伴有排便频率改变；③发作时伴有粪便性状（外观）改变。诊断前症状出现至少6个月，近3个月持续存在。

2. 中医分型

（1）腹泻型

①肝郁脾虚型：腹痛即泻，泻后痛减，急躁易怒，两胁胀满，纳呆，身倦乏力，舌淡胖，也可有齿痕，苔薄白，脉弦细。

②脾虚湿盛型：大便溏泻，腹痛隐隐，劳累或受凉后发作或加重，神疲倦怠，纳呆，舌淡，边可有齿痕，苔白腻，脉虚弱。

③脾肾阳虚型：腹痛即泻，多晨起时发作，腹部冷痛，得温痛减，腰膝酸软，不思饮食，形寒肢冷，舌淡胖，苔白滑，脉沉细。

④脾胃湿热型：腹中隐痛，泻下急迫或不爽，大便臭秽，脘闷不舒，口干不欲饮，或口苦，或口臭，肛门灼热，舌红，苔黄腻，脉濡数或滑数。

⑤寒热错杂型：大便时溏时泻，便前腹痛，得便减轻，腹胀或肠鸣，口苦或口臭，畏寒，受凉则发，舌质淡，苔薄黄，脉弦细或弦滑。

（2）便秘型

①肝郁气滞型：排便不畅，腹痛或腹胀，胸闷不舒，嗳气频作，两胁胀痛，舌暗红，脉弦。

②胃肠积热型：排便艰难，数日一行，便如羊粪，外裹黏液，少腹或胀或痛，口干或口臭，头晕或头胀，形体消瘦，舌质红，苔黄少津，脉

细数。

③阴虚肠燥型：大便硬结难下，便如羊粪，少腹疼痛或按之胀痛，口干，少津，舌红苔少根黄，脉弱。

④脾肾阳虚型：大便干或不干，排出困难，腹中冷痛，得热则减，小便清长，四肢不温，面色白，舌淡苔白，脉沉迟。

⑤肺脾气虚型：大便并不干硬，虽有便意，但排便困难，便前腹痛，神疲气怯懒言，便后乏力，舌淡苔白，脉弱。

一、药物外治法

1. 穴位贴敷联合 TDP 神灯照射法

处方 170

大黄 30g，芒硝 20g，桃仁 15g，红花 15g，熟地 30g，当归 30g，枳实 10g，陈皮 15g，木香 15g，槟榔 15g。

【方法】将上述药物打成粉末，加入适量甘油、陈醋、蜂蜜，制成大小 1cm×1cm 的中药贴敷，贴敷穴位选择双侧天枢、双侧腹结、气海、关元，同时配合 TDP 神灯照射（取穴区域照射 30 分钟），每次贴敷 6~8 小时，每日 1 次。

【适应证】肝郁气滞型便秘。

【注意事项】如有瘙痒等不适症状，及时自行取下穴位贴敷。

【出处】《中国民间疗法》2020，28：（02）58.

2. 中药足浴法

处方 171

红花、桂枝、白芍、酸枣仁。

【用法】将足浴方剂煎成 400ml 中药水剂，混入 2600ml 热水，给予患者足浴治疗。足浴水温控制在 41~43℃水平。每日足浴时间控制在 15~30 分钟。期间如水温下降，加入适量热水。

【适应证】肠易激综合征伴失眠者。

【注意事项】掌握好水温避免烫伤皮肤。

【出处】《世界睡眠医学杂志》2019，6（08）：1068.

3.脐疗联合针刺法

🥣 **处方 172**

脐疗药物：丁香、白术、茯苓、柴胡、木香、五倍子、山药、川芎。针刺取穴：内关、天枢、足三里、上巨虚、太冲、水分、合谷、三阴交、中脘、阴陵泉、关元、公孙、大横。

【用法】脐疗方法：将上述药物研磨成粉末，密封后备用；面粉温开水和面，制成直径 7~8cm、厚 2cm 的圆饼，面饼周边高出中心 1cm，中间挖圆孔，圆孔直径与患者脐孔一致。患者仰卧，充分暴露脐部，75% 酒精肚脐及周围消毒，在患者肚脐及其周围进行 5~7 下闪罐，至微微发红为度，将面圈置于脐部，圆孔和肚脐对齐，8~10g 药物粉末塞满患者肚脐，塞实后，将已制备好的艾炷放药末上，艾炷点燃，连续施灸 6 壮，时间为 2 小时，施灸后利用胶布将药末固定好，1 天后揭下，清水冲洗。针刺疗法：患者取仰卧位，腹部和四肢充分暴露在视野下，75% 酒精常规消毒，以上穴位采用平补平泻法，得气后，留针半小时。

【适应证】脾虚型肠易激综合征。

【注意事项】脐疗以皮肤微微发红为度，避免烧伤皮肤。

【出处】《河北北方学院学报（自然科学版）》2019，35（12）：15.

4.中药蒸气联合指针法

🥣 **处方 173**

中药蒸气药物：柴胡、莪术、广木香各 15g，薏苡仁、茯苓各 40g，红藤、白芍各 30g。指针取穴：大肠俞、天枢、足三里穴。

【用法】中草药蒸汽疗法：将上述药物加入蒸汽床药槽中，加水 2000ml，启动加热器，待有蒸汽产生后，盛取 50ml 蒸汽液备用，然后嘱患者仰卧于熏蒸床，背部密切熏蒸孔，治疗 30 分钟。指针治疗法：熏蒸治疗后，用干毛巾擦干背部皮肤，取足太阳膀胱经之大肠俞穴，足阳明胃经之天枢穴、足三里穴。先用棉球蘸取上述备用蒸汽液外擦于大肠俞穴，然后用右手（或左手）拇指端螺纹面置于大肠俞穴轻揉 5 分钟，继用小鱼际揉搓该穴位 5 分钟，然后如上述方法轻揉天枢穴、足三里穴。

【适应证】腹泻型肠易激综合征。

【注意事项】中药蒸汽须掌握好温度，避免烫伤皮肤。

【出处】《陕西中医》2006，27（1）：54.

二、非药物疗法

1. 针刺法

处方 174

百会、印堂、太冲（双）、天枢（双）、足三里（双）、上巨虚（双）、三阴交（双）穴。

【操作】患者取仰卧位，百会取平刺，进针 0.5~0.8 寸；印堂取向下平刺，深度 0.3~0.5 寸；天枢取直刺，进针 1~1.5 寸；足三里、上巨虚及三阴交均取直刺，深度在 1 寸，采用捻转提插平补平泻法，四肢部穴位以局部感觉酸麻重胀为度，腹部穴位以向四周放射感为佳，留针 30 分钟。

【适应证】腹泻型肠易激综合征。

【注意事项】针刺过程中嘱患者避免活动，询问患者针刺感受。

【出处】《江苏中医药》2019，51（09）：63.

2. 穴位埋线法

处方 175

天枢（双）、足三里（双）、上巨虚（双）、三阴交（双）、太冲（双）。

【操作】患者取平卧位，以上穴位用 2% 安尔碘酒消毒，将 2-0 号铬制羊肠线剪成 1cm 长，装入一次性埋线针内，医者左手拇、食指捏起皮肤，右手持针，以上穴位均为垂直进针，进针深度视患者胖瘦而定，1.2~1.5cm，出现针感后边推针芯边退针管，将羊肠线置于穴位内，出针后用创可贴贴24 小时。15 天 1 次。

【适应证】肝郁脾虚型肠易激综合征。

【注意事项】治疗过程严格遵循无菌操作流程。

【出处】《陕西中医》2018，39（2）：262.

处方 176

天枢、上巨虚、肝俞、脾俞、大肠俞。

【**用法**】根据操作规范常规消毒后镊取一段可吸收缝合线，放置在埋线针针管的前端，左手拇指、食指捏起进针部位皮肤，右手持针，刺到所需的深度，边推针芯、边退针管，将医用线埋植在穴位的肌层内，针孔处敷盖医用贴敷。

【**适应证**】腹泻型肠易激综合征。

【**注意事项**】治疗过程严格遵循无菌操作流程。

【**出处**】《湖北民族学院学报·医学版》2018，35（4）：83.

3. 推拿法

处方 177

上脘、中脘、天枢、关元、肝俞、肾俞、命门、大肠俞、上次髎。

【**操作**】患者取仰卧位，医者坐于病床右侧，先顺时针摩腹，操作 2 分钟。再用一指禅推法依次推上脘、中脘、天枢（双）、关元，往返操作 5 分钟，使胃肠部皮肤有温热感。让患者保持俯卧位，使用一指禅推拿依次推拿肝俞、肾俞、命门、大肠俞、上次髎，往返操作 5 分钟，最后用擦法横擦上述穴位，以透热为度。

【**适应证**】肝郁脾虚型腹泻型肠易激综合征。

【**注意事项**】操作手法应柔和。

【**出处**】《江苏中医药》2019，51（5）：20.

4. 刮痧法

处方 178

根据循经取穴原则和证型特点选择经络：任督二脉、足太阳膀胱经、足阳明胃经、足太阴脾经、足厥阴肝经；重点刮拭天枢、中脘、足三里、上巨虚、下巨虚、三阴交、阴陵泉、脾俞、胃俞、肝俞、肾俞、大肠俞、小肠俞。

【**操作**】刮背部穴位：患者取俯卧位，用直线刮法刮拭背部督脉和足太阳膀胱经，各刮 20~30 次。点按脾俞、胃俞、肝俞、肾俞、大肠俞、小肠俞，每个穴位 15~30 次。刮至毛孔张开出现红紫色痧点和痧斑。刮脐周及下腹部：患者取仰卧位，暴露腹部刮拭任脉、足阳明胃经、足太阴脾经、足厥阴肝经，从上脘向下刮至中脘穴、下脘穴，中间绕开肚脐刮拭 20~30 次为宜。点按天枢、上巨虚、下巨虚、三阴交，每个穴位 15~30 次。刮下肢：患者取俯卧位，屈曲膝关节，以按揉弹拨法刮拭双下肢足阳明胃经、足太阴脾经，各刮 20~30 次。点按足三里、阴陵泉，每部位各刮 15~30 次。

【适应证】肝郁脾虚型肠易激综合征。

【注意事项】操作手法应柔和。

【出处】《全科护理》2018，16（13）：1584.

5. 夹脊穴指压疗法

处方 179

夹脊穴。

【操作】嘱患者侧卧（以触诊检查中发现的病变部位向上），枕头高同患者一侧肩宽，颈微前屈且屈髋屈膝。医者站立患者腹侧，找准患椎（垂直于脊柱方向的条状隆起），在条状隆起病灶一侧的棘突侧面上用拇指轻轻颤压 2~3 秒，根据脊椎 X 线摄片检查结果，若为单纯棘突旋转，拇指压力方向为垂直向下向内 20 度；若椎体有旋转和侧倾，拇指压力方向垂直向下向内 20 度并向上 45 度（指向对侧的肩部），力量 10kg（根据体质增减）。指压时有时可感觉到椎间关节的移动甚至弹响。指压后条状隆起病灶可消失或明显变小。治疗后休息 3~5 分钟。上述疗法第 1 周治疗 3 次，隔日 1 次，第 2 周治疗 2 次，隔 2 日 1 次。

【适应证】肠易激综合征腹痛者。

【注意事项】操作手法应柔和。

【出处】《中国针灸》2013，33（08）：739.

6. 针刺联合推拿疗法

处方 180

主穴：中脘、天枢、足三里、三阴交、公孙、行间。配穴：腹泻加脾俞、上巨虚、阴陵泉；便秘加大肠俞、支沟、丰隆。实证用泻法，虚证用补法。

【操作】推拿方法：患者端坐位，医者用揉按法、弹拨法、分筋理筋等手法放松胸椎、腰椎棘突两侧的软组织，对压痛、条索状、节结状的反应点用点按法重点松解，力度以患者能忍受为度，治疗时间为 10 分钟；对棘突偏歪且按之有痛感的胸椎、腰椎，分别用膝顶提肩定点复位法、旋转定点复位法整复有错位的椎体，复位手法操作时，常有脊柱小关节的"咔嗒"响声；最后以揉、推、拍打等放松手法治疗，时间为 2 分钟。针刺时以针感到达腹部为佳。留针 30 分钟，10 分钟行针 1 次，每次 1 分钟。

【适应证】各型肠易激综合征。

【注意事项】操作手法应柔和。

【出处】《中国针灸》2006，26（10）：717.

7. 火针联合穴位埋线疗法

处方 181

火针取穴：水分、中脘、天枢、阴陵泉、命门、足三里穴。穴位埋线取穴：脾俞、肝俞、大肠俞、肾俞穴。

【操作】火针疗法：局部皮肤严格消毒，将中粗火针在酒精灯上烧至白亮，快速进针，立刻出针。水分、中脘、天枢，针刺深度不超过 3mm；阴陵泉、命门、足三里针刺深度不超过 10mm。穴位埋线疗法：患者俯卧，用记号笔在穴位上做好标记，选穴周围以安尔碘严格消毒，铺一次性无菌洞巾。医者戴无菌手套，将医用羊肠线（2-0 号，长 1.5cm）装入埋线针前端，避开血管，于穴位上 1cm 处沿膀胱经将埋线针平刺入浅筋膜层，进针 2cm 后，边推针芯、边退针管，将线体埋在所在穴位皮下组织内，使皮肤无外露线体。埋入后用无菌棉签蘸安尔碘清理针孔周边，并覆盖创可贴。

【适应证】脾肾阳虚型肠易激综合征。

【注意事项】治疗过程严格遵循无菌操作流程，避免灼伤皮肤。

【出处】《中国针灸》2019，39（12）：1320.

8. 拔火罐法

处方 182

足太阳膀胱经。

【操作】先行闪罐，沿足太阳膀胱经，自上而下往返 3 次；利用罐底的余温，将火罐沿足太阳膀胱经自上而下进行揉罐，往返 3 次；利用罐内负压，沿足太阳膀胱经自上而下推动走罐，往返 3 次；带负压，沿足太阳膀胱经自上而下进行抖罐，往返 3 次；操作完成后，在足太阳膀胱经腧穴留置火罐 5~10 分钟；取罐后，用手指按揉足太阳膀胱经腧穴自上而下 1 次。2 次拔罐时间间隔以罐痕消失为宜。

【适应证】肠易激综合征症见腹痛、腹泻肠鸣、胸胁胀满、纳少、神疲乏力、善太息、急躁易怒者。

【注意事项】避免烫伤皮肤。

【出处】《河北中医》2019，41（9）：1352.

10. 热敏灸联合头针法

处方 183

热敏灸取穴：脾俞、胃俞、关元、天枢、大肠俞。头针取穴：胃区和肠区。

【操作】热敏化腧穴点的探查：医者手持点燃的艾条，在腹部、腰骶部的脾俞、胃俞、关元、天枢、大肠俞等穴区及其附近，施以温和灸，当患者出现以下 1 种及以上灸感就表明该腧穴已发生热敏化，如透热、扩热、传热等，施灸部位或远离施灸部位产生酸、胀、麻、痛等非热感等，并标记热敏腧穴。患者采用舒适、充分暴露的体位，按回旋、雀啄、往返、温和灸 4 个步骤分别操作，先行 2 分钟回旋灸，再行 2 分钟雀啄灸进行敏化加强，然后循经往返灸 2 分钟，进而激发经气，最后行温和灸以达到温通经脉的目的。头针治疗。患者取坐位，充分暴露头部穴位，常规消毒。选用 28 号 1.5 寸长不锈钢针，沿所选头皮刺激区斜向捻转进针，角度以针与头皮呈 30°，快速进针到合适的深度，然后捻转行针，每分钟捻转速度 200 次，行针 2~3 分钟，留针 15~20 分钟。

【适应证】腹泻型肠易激综合征。

【注意事项】热敏灸温度以患者感温热但无灼痛为度，在施灸过程中医生需以手感受掌握患者的皮肤温度。根据患者的体质、高矮、胖瘦等不同而施灸的时间不同，一般从数分钟到 1 小时不等，施灸剂量以热敏灸感觉消失为度。头针操作切记不可提插。

【出处】《河北中医》2018，40（3）：446.

11. 温针灸法

🥣 **处方 184**

中脘、天枢、足三里、上巨虚、阴陵泉、内关穴。

【操作】患者取仰卧位，施术部位皮肤予以碘伏常规消毒后，采用毫针根据所刺部位及患者胖瘦差异进针 1~1.5 寸，行针使患者有酸麻胀重针感后，剪取大小为 5cm×5cm 方形硬纸片，并在纸片任意一边剪长 2.5cm 裂口，裂口末端制一小孔，套入毫针针柄，以防止艾灰脱落烫伤皮肤或引燃衣服被褥，选用长 2cm 艾炷，点燃后套在针柄距皮肤 2.5~3cm，每个穴位施灸 1 壮。

【适应证】脾胃虚弱型肠易激综合征。

【注意事项】根据患者对温度耐受程度及避免烫伤，适时可套取 2 张纸片。

【出处】《陕西中医》2019，40（12）：1786.

12. 耳穴压豆联合穴位埋线法

🥣 **处方 185**

耳穴压豆取穴：大肠、小肠、脾、交感和内分泌。穴位埋线取穴：大肠俞、天枢、上巨虚。

【操作】耳穴压豆：医者将耳部常规消毒后，将王不留行籽固定在相应耳穴上，并用 0.5cm×0.5cm 大小的无菌胶布包裹固定，适当按压直至产生酸麻胀痛感，嘱患者每日按压 5~10 次，每次按压 1~2 分钟。穴位埋线：医者局部消毒后，将泡在 75% 乙醇中的羊肠线取出，放在针头的前端，并将针快速刺入患者皮肤，出现针感后将针芯向前推进，直到将羊肠线植入肌肉层，出针后，紧压针孔，确保无线头外露后，贴无菌创可贴，保护针孔。

【适应证】便秘型肠易激综合征。

【注意事项】耳穴压豆勿损伤耳部皮肤，两耳交替进行。

【出处】《湖北中医》2018，40（10）：35.

13. 耳穴压豆法

处方 186

耳穴取胃、大肠、肝、脾、内分泌、皮质下。

【操作】以 75% 乙醇消毒耳部，将王不留行籽贴在 0.5cm × 0.5cm 胶布上，然后贴在所取穴位，每次贴一侧耳，每 2 日更换 1 次，两耳交替贴换。

【适应证】腹泻型肠易激综合征。

【注意事项】每日按揉 4 次（早、中、晚餐后及睡前），每个穴位按揉 1 分钟，以耳部有酸、痛、热、麻感，而不按破皮肤为宜。

【出处】《浙江中医杂志》2018，58（11）：831.

14. 隔姜灸法

处方 187

神阙穴。

【操作】患者平卧，洗净肚脐，将药泥（按党参：荜茇：肉桂：丁香 =1.5：1：1：1 比例配置，每次取 7~8g，加入少许黄酒和成泥丸状放置于神阙穴，上覆 0.5cm 厚度的生姜片，取直径 2cm × 4cm 艾炷放置于生姜片上进行艾灸，每天 1 次。

【适应证】腹泻型肠易激综合征。

【注意事项】以不起泡为原则。

【出处】《世界中医药》2017，12（5）：1141.

综合评按： 肠易激综合征属于中医学“泄泻”“便秘”“腹痛”范畴。其发病基础多为先天禀赋不足和（或）后天失养，情志失调、饮食不节、感受外邪等是主要的发病诱因肠易激综合征的病位在肠，主要涉及肝、脾（胃）、肾等脏腑，与肺、心亦有一定的关系。针刺法、灸法、穴位埋线、耳穴压豆等方法是治疗肠易激综合征常用的中医外治法并取得了显著疗效，临床上应辨证论治，结合患者病情采用相应的治疗方案，即可单法应用也可多种方法联合运用以达到治病减轻患者病痛的目的。

第十五节 溃疡性结肠炎

溃疡性结肠炎是一种病因尚不十分明确，以结直肠黏膜连续性、弥漫性炎症改变为特点的慢性非特异性肠道炎症性疾病，其病变主要限于大肠黏膜和黏膜下层。临床表现为腹泻、黏液脓血便、腹痛。病情轻重不等，多呈反复发作的慢性病程。

1. 临床诊断

典型的临床表现为黏液脓血便或血性腹泻、里急后重，可伴有腹痛、乏力、食欲减退、发热等全身症状，病程多在 6 周以上。肠道内镜下特征性表现为持续性、融合性的结肠炎性反应和直肠受累，黏膜血管纹理模糊、紊乱或消失，严重者可见黏膜质脆、自发性出血和溃疡形成。病理可见结构改变（隐窝分叉、隐窝结构变形、隐窝萎缩和表面不规则）、上皮异常（黏蛋白耗竭和潘氏细胞化生）和炎性反应表现（固有层炎性反应细胞增多、基底部浆细胞增多、淋巴细胞增多，固有层嗜酸性粒细胞增多）。同时需排除细菌感染性肠炎、阿米巴肠病、肠道血吸虫病、肠结核、真菌性肠炎、人类免疫缺陷病毒感染、缺血性肠病、嗜酸粒细胞性肠炎、白塞病等疾病。

2. 中医辨证分型

（1）大肠湿热型：泻黏液脓血便，腹痛，里急后重，肛门灼热，身热不扬，口干口苦，小便短赤，舌质红苔黄腻，脉滑数。

（2）热毒炽盛型：发病急骤，暴下脓血或血便，腹痛拒按，发热，口渴，腹胀，小便黄赤，舌质红绛，苔黄腻，脉滑数。

（3）脾虚湿蕴型：大便稀溏，有少量黏液或脓血，腹部隐痛，食少纳差，腹胀肠鸣，肢体倦怠，神疲懒言，面色萎黄，舌质淡胖或有齿痕，苔白腻，脉细或濡缓。

（4）肝郁脾虚型：腹痛则泻，泻后痛减，大便稀溏，或有少许黏液便，情绪紧张或抑郁恼怒等诱因可致上述症状加重，胸闷喜叹息，嗳气频频，胸胁胀痛，舌质淡红，苔薄白，脉弦细。

（5）寒热错杂型：腹痛冷痛，喜温喜按，下痢稀薄，夹有黏冻，肛门灼热，口腔溃疡，四肢不温，腹部有灼热感，舌质红，苔薄黄，脉沉细。

（6）脾肾阳虚型：久病不愈，大便清稀或伴有完谷不化，腹痛绵绵，喜温喜按，腰膝酸软，形寒肢冷，五更泻或黎明前泻，食少纳差，少气懒言，面色白，舌质淡胖或有齿痕，苔白滑，脉沉细或尺脉弱。

一、药物外治法

1. 中药灌肠法

处方 188

黄蜀葵花 30g，地锦草 30g，凤尾草 30g，紫草 15g，茜草 15g，五倍子 5g。

【方法】将上述药物水煎浓缩取汁 100ml，待药液温度降至 40℃，睡前经肛门给予灌肠治疗，尽量保留 30 分钟以上，每日 1 次。

【适应证】远端溃疡性结肠炎。

【注意事项】嘱患者灌肠治疗前排空大小便。

【出处】《河北中医》2019，41（06）：833.

2. 穴位贴敷法

处方 189

补骨脂 24g，吴茱萸 6g，肉豆蔻 12g，五味子 12g，大枣 5 枚，生姜 20g。

【方法】将上述药物打粉，以蜂蜜调匀，采用医用穴位贴贴敷于肚脐（神阙穴）上，留置 6 小时，每天 1 次。

【适应证】脾肾阳虚型溃疡性结肠炎。

【注意事项】贴敷部位皮肤如有明显烧灼不适需取下贴敷。

【出处】《中医研究》2019，32（10）：36–38.

处方 190

白头翁 100g，黄柏 100g，乌梅 100g，五倍子 100g，三七粉 100g。

【方法】将上述药物研成细粉搅匀备用，再用生姜汁与凡士林调和成糊状，每次取 3g 放在 5cm×5cm 的穴位贴上，制好后贴敷在穴位上（神阙、天枢、大肠俞、上巨虚、三阴交穴），贴敷 4~6 小时。

【适应证】湿热内蕴型溃疡性结肠炎。

【注意事项】贴敷部位皮肤如有明显烧灼不适需取下贴敷。

【出处】《上海针灸杂志》2018，37（10）：1144.

3. 中药溻渍法

处方 191

土茯苓、艾叶、白芷、栀子、草豆蔻、泽兰、干姜、吴茱萸各等份。

【方法】取蜂蜜 50g 倒入 120ml 温水中，充分搅拌成溶液，将上药混合后用中药打磨机打磨成粉，然后取打磨后的药粉 90g 加入到蜂蜜和温水配制的溶液中调制成糊状备用。将制作好的溻渍药均匀平铺在 20cm×20cm 的医用纱布上，厚度为 0.3cm。治疗前先用神灯治疗仪对溻渍药物预热 5 分钟，以防止药物过凉影响疗效，然后嘱患者取仰卧位，将预热的溻渍药以脐为中心敷于患者腹部，上方覆盖一层保鲜膜以保证药物的湿度，之后将神灯治疗仪置于药物上方高 30cm 处照射，治疗时间为 30 分钟，每日治疗 1 次。

【适应证】脾肾阳虚型溃疡性结肠炎。

【注意事项】温度以患者舒适为度，避免烫伤皮肤。

【出处】《中国中医药现代远程教育》2019，17（5）：54.

4. 艾灸联合中药灌肠法

处方 192

艾灸取穴：大肠俞和肺俞。灌肠药液组方：白及 15g，白芍 15g，白芷 18g，桔梗 18g，甘草 9g，三七粉 6g（冲），白头翁 15g，干姜 9g。

【方法】艾灸治疗：选大肠俞和肺俞，每个穴位 20 分钟。中药保留灌肠：将上述除三七粉以外的中药置于砂锅中，加水 600ml，煎 30 分钟，取汁 300ml，二煎加水 400ml，取汁 200ml，将两煎药液混合后取药液 200ml，将三七粉 6g 加入药汁中保留灌肠，每晚 1 剂。灌肠前患者排空二便，根据病变部位取左侧或右侧卧位，用小枕抬高臀部 10~15cm，充分暴露肛门，注意保暖和保护患者隐私。药液温度为 39~41℃，肛管插入深度为 15~20cm，点滴法灌肠 40 滴 / 分钟，以患者感觉下腹温暖、舒适、无便意、未感不适为宜，灌肠后采用俯卧位 20~30 分钟，后采取仰卧或侧卧位，尽量保留药液 6 小时。

【适应证】溃疡性结肠炎湿热内蕴型。

【注意事项】灌肠操作手法要柔和，避免损伤肠道黏膜。

【出处】《中国民间疗法》2018，26（08）：39.

5. 中药灌肠联合温针灸法

🥣 处方 193

灌肠药液组方：紫草 30g，艾叶 10g，黄柏 30g，黄芪 30g，苦参 30g，白及 30g，当归 20g，木香 12g，肉桂 10g，黄连 9g。针灸取穴：中脘、气海、关元、双侧足三里、阴陵泉、天枢穴。

【方法】中药灌肠方法：将上述中药加水煎煮 2 次浓缩至 200ml 后，再用细纱布将中药渣过滤并对灌肠药液进行保温（维持温度在 37℃），每晚于患者便后睡前进行中药保留灌肠。嘱患者取左侧卧位，屈膝并用软垫垫高臀部后进行灌肠，保留时间 1 小时以上。温针灸治疗：嘱患者取舒适仰卧位，应用 75% 乙醇对针刺穴位皮肤进行消毒，使用无菌毫针快速直刺上述穴位，用补法。针刺得气之后，各穴位均实施捻转手法 30 秒，同时取 1cm 长艾条中心穿入针柄，并距离患者皮肤 4cm 处点燃艾条，以患者针刺部位局部有温热舒适感为度，燃尽 3 分钟后需拔针。每次灸需 2 节艾段。

【适应证】慢性远端溃疡性结肠炎。

【注意事项】灌肠操作手法要柔和，避免损伤肠道黏膜。艾灸避免烫伤皮肤。

【出处】《实用临床医药杂志》2019，23（16）：28.

6. 中药灌肠联合中频药透法

🥣 处方 194

灌肠药液组方：黄柏 20g，青黛 6g，白及 20g，姜炭 10g，煅赤石脂 30g

（先煎），三七 3g（冲）。中频药透取穴：上脘、下脘、双侧天宗穴。

【方法】中药灌肠方法：将上述药物煎煮取汁进行灌肠，为使药液保留在 30 分钟以上，灌入的药液充分接触肠道病变黏膜，嘱患者适时变换体位，可以先左侧卧，再俯卧，后膝胸位。中频药透操作方法患者取平卧位，利用离子导入原理的电脑中频药透治疗仪，进行中药物理治疗，方法是将一次性电极贴片（即药垫）均匀涂上中药药液后固定贴于上脘、下脘、双侧天宗穴。打开电源，调节幅度因人而异，选用内存处方 7 号，输出频率 20~45kHz，以患者感到治疗部位有振动和温热感为宜，治疗时间为 30 分钟。

【适应证】大肠湿热型溃疡性结肠炎。

【注意事项】灌肠操作手法要柔和，避免损伤肠道黏膜。

【出处】《天津护理》2017，25（02）：144.

7. 穴位注射法

处方 195

天枢、大肠俞、足三里，黄芪注射液。

【方法】将上述穴位用稀碘酊局部消毒后，用 5ml 针管抽取黄芪注射液，用 5 号半针头刺入所取穴位，针刺得气后，回抽无血，徐徐注入药液，其中天枢、大肠俞各注入 1ml，足三里注入药液 0.5ml，隔天治疗 1 次。

【适应证】慢性溃疡性结肠炎。

【注意事项】严格无菌操作。

【出处】《河南中医》2006，26（08）：73.

8. 中药灌肠联合穴位贴敷法

处方 196

灌肠药物：生地榆 50g，马齿苋 50g，白头翁 50g，黄柏 50g，薏苡仁 50g，秦皮 30g，仙鹤草 30g，白及 20g。穴位贴敷药物：黄连 100g，黄柏 100g，五倍子 100g，牡丹皮 60g。

【方法】中药灌肠：将上述灌肠药物浓煎成 100ml 灌肠液。于活动期每日 1 次灌肠，2 周之后隔日灌肠 1 次。穴位贴敷：将上述穴位贴敷药物研成纳米级超微细末，凡士林调成膏状，每次取 3g 置于 5cm×5cm 的穴位贴上，取大肠俞、天枢、上巨虚穴位贴敷，每日 1 次，贴敷 6 小时，隔日交替。

【适应证】慢性非特异性溃疡性结肠炎。

【注意事项】灌肠操作手法要柔和，避免损伤肠道黏膜。

【出处】《河北中医》2017，39（03）：384.

二、非药物外治法

1. 穴位埋线法

处方 197

天枢（双）、大肠俞（双）、中脘、关元、足三里（双）。

【操作】埋线方法：取 13 号铬制羊肠线，临用前以生理盐水浸泡至软，嘱患者仰（俯）卧，穴位严格消毒后，予 1% 利多卡因局部麻醉，再使用大号皮肤缝合针将羊肠线双股 3cm 埋入上述穴位（深达肌层），局部敷料包扎。足三里穴使用 12 号硬膜外穿刺针，将羊肠线 3cm 放入针管，边推针芯、边退针管，将羊肠线置入穴位。

【适应证】脾虚湿盛型溃疡性结肠炎。

【注意事项】治疗过程严格遵循无菌操作流程。

【出处】《新疆中医药》2019，37（01）：29.

2. 推拿法

处方 198

根据中医脏腑学说和经络学说，采用腹部推拿中的揉腹、推腹等手法。

【操作】患者取仰卧位，医者以手掌大鱼际部着力于腹部，以肘关节为支点，前臂做主动运动，进行轻柔灵活的揉动，频率为 120~160 次 / 分钟；患者取仰卧位，医者肘关节伸直，腕关节背伸，以掌根部着力于腹部，以肩关节为支点，上臂主动运动，使掌根部以脐为中心进行逆时针推进，频率为 60 圈 / 分钟。每天治疗 1 次。

【适应证】溃疡性结肠炎腹痛者。

【注意事项】治疗过程中手法应柔和，力度应适中。

【出处】《按摩与康复医学》2019，10（23）：28.

3. 针刺联合穴位埋线法

🥣 **处方 199**

针刺取穴：天枢、上巨虚、曲池。穴位埋线取穴：脾俞、足三里、关元。

【操作】针刺操作：患者取仰卧位，穴区皮肤常规消毒，取直径 0.30mm、长 50mm 的一次性无菌毫针，定位后直刺进针，出现酸麻胀痛即为得气，得气后采用提插泻法行针，重提轻插，先深后浅，以上提为主，每日 1 次，留针 30 分钟，每 10 分钟行针 1 次。穴位埋线操作：使用穴位埋线针进行穴位埋线。常规消毒穴位区皮肤，镊取 1 段 1~3cm 长已消毒的羊肠线，放置在针管的前端，后接针芯，左手拇指、食指绷紧或提起进针部位皮肤，右手持针，刺入到所需深度，当出现针感后，边推针芯，边退针管，将羊肠线埋填在穴位的皮下组织或肌层内，针孔处敷盖消毒纱布。

【适应证】轻中度溃疡性结肠炎。

【注意事项】严格无菌操作，操作过程中询问患者治疗感受。

【出处】《中国针灸》2018，38（04）：353.

4. 电针联合五音疗法

🥣 **处方 200**

神道八阵穴：以神道穴到神堂穴为半径作圆周，以八等份分圆周而形成的地坤（主穴）、天乾（主穴）、离鸟（主穴）、蛇坎（主穴）、兑虎（配穴）、风巽（配穴）、龙震（配穴）、云艮（配穴）8 个特殊部位。

【操作】所选穴位常规消毒后，用毫针进行针刺，采用提插捻转泻法。留针 20 分钟，然后接入电子针灸治疗仪，负极接主穴，正极接配穴，针刺泻法腧穴选疏波，留针 20 分钟。每日治疗 1 组，每周治疗 5 天。徵调干预疗法：选取节奏比较欢快的徵调作为受试者的试验用曲。每日 2 次进行音乐播发，分别于上午 9 点、下午 4 点进行，每次听音乐 30 分钟，音量以患者自我感觉舒适为度。

【适应证】溃疡性结肠炎伴焦虑抑郁状态者。

【注意事项】电针治疗过程中随时与患者沟通，电针刺激以患者最大耐受为准。

【出处】《中国中西医结合消化杂志》2018，26（09）：775.

5. 耳穴压豆联合五音疗法

处方 201

耳穴穴位：直肠、大肠、脾、肾。

【操作】耳穴压豆法制作：将医用胶布剪成 0.5cm×0.5cm 大小，中间置王不留行籽。选取耳穴，清洁耳穴周围皮肤，刺手用镊子夹取耳穴压豆贴片贴在相应耳穴上（选择单侧耳穴进行贴压），每穴按揉 3 次 / 天，每次按揉 10 分钟（按揉时要求持续有痛感）。五音疗法：肝郁脾虚证播放以宫音和角音为主音乐；大肠湿热证播放以徵音和羽音为主的音乐。播放过程中可依据患者爱好选择不同曲目，但要是同一类音乐。每日听音乐 30 分钟，2 次 / 天，分别于 9：00 和 16：00 进行，音量 40~60dB，以患者自我感觉舒适为度。

【适应证】溃疡性结肠炎伴焦虑抑郁者。

【注意事项】耳穴压豆宜两耳替进行操作。

【出处】《吉林中医药》2018，38（07）：857.

6. 隔药灸联合五音疗法

处方 202

神阙八阵穴。

【操作】神阙八阵穴：以神阙穴至关元穴长度为半径作圆周，以八等份分圆周而形成的 8 个特殊部位。在圆周下方的关元穴为地坤，在圆周的上方腹中线上，与关元穴对应为天乾，在神阙右侧，水平与神阙的为离鸟，在神阙左侧，水平与神阙的为蛇坎。天乾与离鸟之间的穴位为兑虎，天乾与蛇坎之间的穴位为风巽，地坤与离鸟之间的穴位为龙震，地坤与蛇坎之间的穴位为云艮。药饼制作：中草药（升麻 10g，柴胡 10g，桑白皮 10g，橘叶 10g，川芎 10g，香附 15g，刺蒺藜 30g，白芍 30g，炙甘草 10g）；将以上药物碎成粉末，用醋调匀，略成糊状，捏压成厚 3mm，直径为 1.5cm 的药饼。将药饼放在定位好的穴位上，先灸地坤（关元穴），然后以顺时针方向依次进行。用点燃后的艾条进行悬灸，根据患者的耐受程度，调节悬灸的高度，每个穴位灸 10 分钟，共灸 40 分钟，隔日 1 次，共治疗 8 周。角调五音疗法：

《中国传统五行音乐正调式》中选取五行角调音乐 2 首进行聆听。每日 2 次进行音乐播放，分别于上午 9 点、下午 4 点进行，每次听音乐 30 分钟，音量以患者自我感觉舒适为度。

【**适应证**】溃疡性结肠炎伴焦虑抑郁状态。

【**注意事项**】以灸疗部位皮肤发红为原则，嘱患者治疗过程中身心放松。

【**出处**】《天津中医药大学学报》2019，38（1）：38.

综合评按： 溃疡性结肠炎归属中医"痢疾""久痢"和"肠澼"等病范畴。素体脾气虚弱是本病发病基础，感受外邪、饮食不节（洁）、情志失调等是主要的发病诱因。本病病位在大肠，与脾、肝、肾、肺诸脏的功能失调有关。隔姜灸治疗正是通过扩张的毛细血管将热力传递下去，从而起到温经止痛、温肾壮阳及祛湿散寒的功效。中药灌肠是中医药治疗溃疡性结肠炎的一个重要方法，可使药物直达患处，提高局部血药浓度。中药溻渍疗法主要通过中药透皮吸收，药物离子利用药物浓度差从外界经皮肤腠理进入到人体，药物可直达病所，减少炎性渗出和有害物质的吸收，加快局部病理产物的排出，有效改善患者的腹痛、腹泻等症状。灌肠法、灸法、中药溻渍等中医外治法在治疗溃疡性结肠炎方面得到了广泛应用并取得了显著疗效。

第十六节　克罗恩病

克罗恩病是一种病因尚不明确的慢性非特异性、节段性、穿透性、肉芽肿性肠道炎症性疾病，与溃疡性结肠炎同为炎症性肠病的两种亚型。

1. 临床诊断

本病多于青年期发病，慢性腹泻是最常见的消化道症状，多伴有腹痛，患者较少出现黏液脓血便。体重减轻则是最常见的全身性表现，此外，发热、纳差、疲劳、贫血等症状亦常见，肠外表现最常侵犯骨骼肌肉、皮肤、心血管系统及眼部，其中骨骼肌肉系统异常为最常见的肠外表现，并发症则以肛周病变最为常见，如肛周脓肿、肛周瘘管等。电子结肠镜下表现一般为节段性、透壁性、非对称性的各类黏膜炎症反应，多数呈纵行溃疡、鹅卵石样改变及阿弗他溃疡，另可见假性息肉、黏膜桥、狭窄、僵硬短缩、假性憩室形成、瘘管形成等表现。

2. 中医分型

（1）大肠湿热型：泻黏液脓血便，腹痛，里急后重，肛门灼热，身热不扬，口干口苦，小便短赤，舌质红苔黄腻，脉滑数。

（2）热毒炽盛型：发病急骤，暴下脓血或血便，腹痛拒按，发热，口渴，腹胀，小便黄赤，舌质红绛，苔黄腻，脉滑数。

（3）脾虚湿蕴型：大便稀溏，有少量黏液或脓血，腹部隐痛，食少纳差，腹胀肠鸣，肢体倦怠，神疲懒言，面色萎黄，舌质淡胖或有齿痕，苔白腻，脉细弱或濡缓。

（4）肝郁脾虚型：腹痛则泻，泻后痛减，大便稀溏，或有少许黏液便，情绪紧张或抑郁恼怒等诱因可致上述症状加重，胸闷喜叹息，嗳气频频，胸胁胀痛，舌质淡红，苔薄白，脉弦细。

（5）寒热错杂型：腹部冷痛，喜温喜按，下痢稀薄，夹有黏冻，肛门灼热，口腔溃疡，四肢不温，腹部有灼热感，舌质红苔薄黄，脉沉细。

（6）脾肾阳虚型：久病不愈，大便清稀或伴有完谷不化，腹痛绵绵，喜温喜按，腰膝酸软，形寒肢冷，五更泻或黎明前泻，食少纳差，少气懒言，面色白，舌质淡胖或有齿痕，苔白滑，脉沉细或尺脉弱。

一、药物外治法

1. 艾灸联合中药灌肠法

🥣 处方 203

艾灸主要穴位：天枢、足三里、中脘、神阙。灌肠主要药物：大黄 10g，黄芩 30g，黄柏 30g。

【方法】艾灸疗法：取患者的天枢、足三里、中脘、神阙等穴位，若患者出现脾虚症状则加取关元俞、阳陵泉、脾俞、三阴交等穴位；若患者表现为肾虚症状，则加取膏肓俞、命门和肾俞等穴位。将艾条分成数段，装于温灸器内，点燃后置于选好的穴位处，直到所灸部位皮肤红润为度；两组穴位之间每天相互交替使用，一天1次，每次时长半小时。中药保留灌肠方法：主要药物成分包括大黄10g，黄芩30g，黄柏30g。根据病情加减，腹痛严重者，加木香15g，延胡索15g；黏液血便较多者，加地榆炭20g，侧柏叶炭15g，苍术30g，厚朴15g。以上药物用250ml凉水浸泡20分钟后，煎30分钟，取汤剂100ml，保留灌肠，每日2次。根据病变部位不同采用不同体位和肛管插管深度，保持37~39℃，缓速灌肠，灌肠后卧床休息，配合艾灸神阙、天枢、关元、结肠压痛点等穴以减轻肠道不适及促进药液吸收，使药液在肠道内保持2小时以上。

【适应证】克罗恩病症见腹泻、腹痛、黏液血便者。

【注意事项】艾灸时多注意观察皮肤，以免烫伤皮肤。灌肠操作手法要柔和。

【出处】《中国继续医学教育》2017，9（36）：104.

2. 中药灌肠法

🥣 **处方 204**

复方黄柏液。

【方法】用复方黄柏液30~40ml保留灌肠（保留时间大于2小时），水浴温度加热到38℃，睡前使用，2周为1个疗程。并配合中药内服：炙黄芪30g，麸炒山药20g，太子参10g，益智仁20g，小茴香10g，肉桂9g，诃子6g，地榆炭15g，三七粉1.5g（冲服），炒白扁豆20g，炒白芍10g，阿胶4g（烊化），甘草片6g，14剂，每日1剂，水煎200ml，分多次服用。

【适应证】脾肾亏虚型克罗恩病。

【注意事项】忌辛辣、油腻、寒凉食物，忌豆制品及奶制品。

【出处】《中国民间疗法》2020，28（01）：84.

3. 穴位贴敷联合耳穴压豆法

🥣 **处方 205**

肉桂、薏苡仁、山药各等份。

【**方法**】以上药物按等比例配制。药物磨碎后过 120 目筛，在贴敷当日以凡士林调成糊状，制成弹丸大小的药丸。穴位贴敷取穴：脾俞、肾俞、神阙；耳穴埋籽取穴：神门、交感、脾、小肠、内分泌 5 个穴位。将制成的药丸置于选定的穴位之上再用医用胶布固定，每日 1 次，每次贴敷 4~6 小时；耳穴埋籽按压方法以食指与拇指脉冲式按压，每个穴位 5~10 次，留籽时间夏季 2~3 天，春、秋季 3~5 天，冬季 5~7 天，如有潮湿、脱落及时更换。

【**适应证**】克罗恩病腹痛症状明显者。

【**注意事项**】中药穴位贴敷过程中，注意观察贴敷周围皮肤有无发红、瘙痒不适；耳穴埋籽前需严格消毒预防感染，嘱患者避免揉压。

【**出处**】《全科护理》2017，15（24）：2984.

二、非药物外治法

1. 火针法

处方 206

太溪、天枢、中脘、关元、太冲、三阴交、足三里。

【**操作**】采用毫针火针治疗。针具选用一次性 0.35mm×25mm 不锈钢毫针，酒精灯一盏。将毫针的针体前端 1/3 部分置于酒精灯外焰烧至灼白后迅速刺入穴位 20~25mm，不行针，留针 30 分钟。

【**适应证**】脾肾阳虚，肝郁气滞型克罗恩病。

【**注意事项**】操作应严格按照无菌流程进行。

【**出处**】《中华针灸电子杂志》2017，6（04）：147.

2. 隔药灸联合针刺法

处方 207

隔药灸取穴：天枢、气海、中脘。针刺疗法取穴：足三里、上巨虚、三阴交、太溪、公孙、太冲。

【**操作**】患者取仰卧位，将黄连、炮附子、肉桂、当归、丹参、红花、木香等药物等量研磨成细粉，过 100 目筛，保存备用。治疗时将适量的药粉加饴糖用温水调成糊状，用模具按压成直径28mm、厚5mm的药饼（每个药饼含生药粉2.8g）。艾条选用精制纯艾条并截成长16mm、重1.8g进行隔药灸。放置于天枢、气海、中脘穴位上。每次每穴灸2壮。针刺操作：患者取仰卧位，采用一次性无菌不锈钢针，局部常规消毒后，直刺20~30mm，然后进行捻转、提插，行平补平泻手法，得气后留针30分钟，在治疗第15分钟时再行针1次，行平补平泻法，以加强得气。

【适应证】克罗恩病活动期。

【注意事项】针刺过程中嘱患者避免活动，询问患者针刺感受。灸法过程中避免烫伤皮肤。

【出处】《中国针灸》2016，36（07）：683.

综合评按：克罗恩病属于中医学"肠澼""泄泻""腹痛"等范畴。本病为慢性疾病，目前尚无特效内治方法，中医治疗本病以除湿行气为法，诸法之中以灌肠、艾灸、贴脐等法为最佳。而经直肠给药，屡屡获效，因而外治法已逐渐被重视。灌肠法，可使药物直接作用于肠壁，收效迅速。穴位贴敷法作用于神阙，吸聚气血，健运脾胃，可用于证属虚者。贴脐法用药糊，药味应辛香浓烈，可以化浊除湿，故可治泄泻。若分别敷药于神阙、涌泉，则分别收健脾、补肾、除湿之效，通过调整经络脏腑的气机达到治疗目的。耳穴压豆法的原理与之相似。

第十七节 急性肠炎

急性肠炎是临床常见的一种消化系统疾病，是因生化因素刺激胃肠道或有害病原菌在患者胃肠道繁殖，引起急性胃肠道黏膜炎性病变，胃肠道蠕动增加，诱发痉挛而产生腹泻、腹痛等症状，轻者表现为腹痛、腹泻、恶心、呕吐，严重者可能出现电解质紊乱、休克，影响患者生存质量，甚至威胁生命安全。大多数肠炎是感染细菌或病毒等病菌后引起，导致肠炎的病菌种类繁多，其中以病毒最为多见，如轮状病毒、腺病毒、柯萨奇病毒等。

（1）寒湿困脾证：大便清稀或如水样，腹痛肠鸣，食欲不振，脘腹闷胀，胃中寒，舌苔薄白或白腻，脉濡缓。

（2）肠道湿热证：腹痛即泻，泻下急迫，粪色黄褐臭秽，肛门灼热，腹痛，烦热口渴，小便短黄，舌苔黄腻，脉濡数或滑数。

（3）食滞胃肠证：泻下大便臭如败卵，或伴不消化食物，腹胀疼痛，泻后痛减，脘腹痞满，嗳腐吞酸，纳呆，舌苔厚腻，脉滑。

（4）脾气亏虚证：大便时溏时泻，稍进油腻则便次增多，食后腹胀，纳呆，神疲乏力，舌质淡，苔薄白，脉细弱。

（5）肾阳亏虚证：晨起泄泻，大便清稀，或完谷不化，脐腹冷痛，喜暖喜按，形寒肢冷，腰膝酸软，舌淡胖，苔白，脉沉细。

（6）肝郁脾虚证：泄泻伴肠鸣，腹痛、泻后痛缓，每因情志不畅而发，胸胁胀闷，食欲不振，神疲乏力，苔薄白，脉弦。

一、药物外治法

1. 脐疗法

处方 208

止泻敷脐散：吴茱萸、肉桂、黄连、广木香各 3g，苍术、白术、茯苓、薏苡仁 6g。脾胃虚寒者去黄连，加小茴香、补骨脂各 5g；湿热下注者去肉桂、吴茱萸，加秦皮 5g。

【方法】将上药捣细末，与适量葱白捣如泥状，摊成药饼状，分 2 次敷于神阙穴上，外用伤湿止痛膏覆盖，24 小时换药 1 次。

【适应证】小儿急性肠炎。

【注意事项】凡腹部有湿疹、溃烂时忌用。避免烫伤。

【出处】《实用中西医结合临床》2014，14（12）：70.

2. 中药灌肠法

处方 209

清热利湿剂：葛根 10g，黄芩 10g，白头翁 10g，马齿苋 10g，黄连 3g，木香 5g。

【**方法**】清热利湿剂头煎 50ml，二煎 50ml，两煎混合，保留灌肠 30 分钟后排便。

【**适应证**】小儿急性肠炎。

【**注意事项**】灌肠时进药速度要慢，药物滴入后要让患者侧卧 30 分钟，以便药液保留。

【**出处**】《医学信息》2011，24（09）：4534.

二、非药物外治法

1. 针刺法

处方 210

足三里、水分、上巨虚、天枢、阴陵泉、内庭、曲池穴。

【**操作**】在体表定位，常规消毒，选取合适大小的不锈钢毫针垂直刺入皮下，在进针后采用插捻转手法，当皮肤出现酸、麻、胀、痛感觉后，针刺使用泻法，留针 30 分钟，每 10 分钟行针 1 次。

【**适应证**】小儿急性肠炎。

【**注意事项**】针刺过程中嘱患者避免活动，询问患者针刺感受。

【**出处**】《河南中医》2019，39（07）：1020.

2. 艾灸法

处方 211

主穴取神阙，配穴取天枢、关元、足三里。

【**操作**】采用艾卷温和灸，先灸疗神阙 20~25 分钟，症状明显好转（如腹痛、腹胀或周身不适消失），则不用他穴，若症状改善不明显，则加灸配穴，每穴灸 10~15 分钟。

【**适应证**】寒湿型急性肠炎。

【**注意事项**】艾灸与皮肤保持一定距离，避免烫伤皮肤。

【**出处**】《针灸临床杂志》1997，13（02）：32.

3. 耳穴压豆法

🥣 **处方 212**

主穴取双耳胃、脾、三焦。若腹痛加神门、皮质下，腹泻严重加大肠、小肠，发热加单侧耳尖放血。

【操作】将耳郭皮肤常规消毒后，在相关穴位上找出最敏感的一点作为治疗点。切胶布，胶布中央粘饱满的王不留行籽 1 粒，将其贴于所取的耳穴上，医者以拇指、食二指按压其穴，使患者有较强的刺激感为宜，持续 1 分钟。

【适应证】孕妇夏季急性肠炎。

【注意事项】双耳交替进行。

【出处】《吉林中医药》2001，3（02）：39.

综合评按：急性肠炎归属于中医学"泄泻"范畴。治疗泄泻以内服药物为多，但外治法治疗腹泻，通过多途径、多方位、多种手段给药，可起到内服药所不及的作用。另外，外治、内服同用，往往可明显地增加疗效，故两法可同时并举。灸法具有温经散寒、健脾养胃、调理肠道等功效，采用灸疗方法，对于恢复体力，改善肠胃功能，提高免疫功能均有独特的作用。中药灌肠是药物直达病所以更好的治疗疾病。治疗急性肠炎应当辨别病情情况，若合并有电解质紊乱、休克等危重证候应当中西医结合治疗以稳定病情。

第十八节　慢性肠炎

慢性肠炎泛指肠道的慢性炎症性疾病，其病因可为细菌、霉菌、病毒、原虫等微生物感染，亦可由过敏、变态反应等所致，甚至有些病因尚不能明确。其临床表现为长期或反复发作的腹痛、腹泻、肛门坠胀不适及消化不良等，甚至可出现黏液便或水样便。慢性肠炎多由急性肠炎延治或误治导致肠黏膜充血、水肿、渗出，其表面有片状黄色渗出物，呈弥漫形；黏膜皱襞层糜烂面加深或出血量大；表层上皮细胞坏死脱落，因黏膜血管损伤严重伴黏膜下出血、水肿甚至穿孔，或肠痉挛、肠曲缩短、瘘管，结肠袋形成加深或消失、充盈缺损等；有时可伴发结肠癌或直肠癌病变。

（1）寒湿困脾证：大便清稀或如水样，腹痛肠鸣，食欲不振，脘腹闷胀，胃寒，舌苔薄白或白腻，脉濡缓。

（2）肠道湿热证：腹痛即泻，泻下急迫，粪色黄褐臭秽，肛门灼热，腹痛，烦热口渴，小便短黄，舌苔黄腻，脉濡数或滑数。

（3）食滞胃肠证：泻下大便臭如败卵，或伴不消化食物，腹胀疼痛，泻后痛减，脘腹痞满，嗳腐吞酸，纳呆，舌苔厚腻，脉滑。

（4）脾气亏虚证：大便时溏时泻，稍进油腻则便次增多，食后腹胀，纳呆，神疲乏力，舌质淡，苔薄白，脉细弱。

（5）肾阳亏虚证：晨起泄泻，大便清稀，或完谷不化，脐腹冷痛，喜暖喜按，形寒肢冷，腰膝酸软，舌淡胖，苔白，脉沉细。

（6）肝郁脾虚证：泄泻伴肠鸣，腹痛、泻后痛缓，每因情志不畅而发，胸胁胀闷，食欲不振，神疲乏力，苔薄白，脉弦。

一、药物外治法

1. 中药灌肠法

处方 213

白头翁汤：白头翁、黄连、黄柏、秦皮、栀子、红藤、败酱草、紫花地丁、防风、苍术、槟榔。

【方法】将白头翁汤浓煎至 200ml 进行保留灌肠，灌肠前嘱患者排大便，患者取侧卧位以灌肠管插入 15~20cm，灌肠后患者卧床休息，保留时间不少于 1 小时。

【适应证】慢性肠炎。

【注意事项】操作手法应轻柔，避免损伤黏膜。

【出处】《成都医学院学报》2013，8（04）：487-488.

2. 穴位注射法

处方 214

红花注射液，维生素 B_{12} 注射液。

【方法】将红花注射液与维生素 B_{12} 混合液，比例为 2∶1。穴位：中脘、天枢、足三里、三阴交，每次选单侧穴，进针后，使患者有针刺样针感，回抽无回血后，每穴注射混合药液 0.3~0.5ml，足三里与天枢为每次必取穴位，1 次 / 天，5 次为 1 疗程，每疗程间间隔 2~3 天。

【适应证】慢性肠炎。

【注意事项】嘱患者治疗期间忌食刺激性食物。

【出处】《长春中医药大学学报》2008，24（04）：444.

3. 穴位注射联合药物灌肠疗法

处方 215

穴位注射取穴：脾俞、足三里穴。灌肠中药葛根芩连汤加味：葛根 20g，黄芩 15g，黄连 6g，黄柏 15g，木香 15g，生地 20g，制大黄 10g，若腹痛加玄胡；脓血便加赤芍、白头翁；黏液便加苍术；腹冷喜暖加吴茱萸。

【方法】穴位注射方法：患者取坐位，嘱尽量放松肌肉，取维生素 B_1 100mg，B_{12} 0.1mg 加入 10% 葡萄糖液至 10ml，并混合均匀。皮肤消毒后快速进针，至有酸胀麻感后回抽无血时将上述混合液分注于两穴。中药和西药灌肠疗法：上述中药加水煎煮取 200ml，加地塞米松 5mg，庆大霉素 16 万单位。将中药及西药混合后滴注入肠腔，30 分钟滴完并保留 30 分钟。

【适应证】慢性肠炎有黏液血性腹泻，腹痛和里急后重症状明显者。

【注意事项】灌肠手法应柔和，避免损伤肠道黏膜。

【出处】《中国民间疗法》1998，2（01）：17.

二、非药物外治法

1. 穴位埋线法

处方 216

以三焦俞、大肠俞、小肠俞为主穴。

【操作】每次埋线选主穴 1 个，用割治埋线法。辨证配穴：肝气乘脾证配阳陵泉、曲池；脾胃虚弱和肾阳虚衰证，配足三里、承山，用腰椎穿刺针埋线法。背俞穴取单穴（或左或右），四肢部取双穴。每月（30 天）埋线 1 次。割治埋线法：嘱患者俯卧，暴露腰背部，常规消毒，铺好洞巾，用 2% 利多卡因进行浸润局部麻醉，用手术刀在背俞穴处，沿脊柱方向纵行切开皮肤，切口 0.3~0.5cm。用小号弯嘴止血钳向两侧分离皮下组织，深达肌膜层（0.8~1.2cm）。然后用止血钳直插穴位深部进行按摩数秒至 1 分钟，使患者有麻胀感时抽出止血钳，将事先准备好的 2-3 号羊肠线 1cm 长，放入穴位深部，不可使羊肠线露出于皮肤之外，对皮，不需缝合切口，外敷消毒敷料，加压胶布固定。穿刺针埋线法：嘱患者仰卧，穴位常规消毒，在四肢部穴位处用 2% 利多卡因作浸润局部麻醉，将准备好的 0-1 号羊肠线 0.3~0.5cm，穿入 12-14 号穿刺针前端的针管内，将穿刺针刺入穴位（其针刺的角度和深度与毫针刺法相同），边退针管边推针芯，使羊肠线埋置于穴位内。针孔用 75% 乙醇棉球加压，胶布固定。

【适应证】慢性肠炎。

【注意事项】严格按照无菌流程操作。

【出处】《中国民间疗法》2008，4（08）：11-12.

2. 温针灸法

🥣 **处方 217**

"脐四边"穴（以脐为中心，上、下、左、右各 1 寸处），中脘、关元、足三里（双）。

【操作】穴位消毒后，取适当长度之毫针直刺选取之穴，得气后在"脐四边"、中脘、关元穴之针柄上插入长 2cm 艾条，灸 3 壮。

【适应证】慢性肠炎。

【注意事项】嘱患者治疗期间禁食生冷、荤腥油腻等食物。

【出处】《甘肃中医》2006，19（9）：35.

3. 火针法

🥣 **处方 218**

主穴取中脘、脾俞、天枢、足三里。配穴：脾胃虚弱型加水分、胃俞、三阴交、大肠俞；脾肾阳虚型加章门、关元、肾俞；肝脾不和型加肝俞、期门、阳陵泉、太冲。

【操作】嘱患者取卧位，选定穴位，常规消毒。医者以右手拇指持细火针柄，左手持酒精灯。将酒精灯靠近取穴部位，将针尖部在灯上烧红至白亮，迅速将针刺入穴位，并快速出针，立即用消毒干棉球按住针孔。腹部穴位以细火针浅表点刺。

【适应证】慢性肠炎。

【注意事项】避免灼伤皮肤。

【出处】《中国针灸》1995，12（S1）：5.

4. 电针联合神灯照射疗法

处方 219

取穴"脐四边"穴（以脐为中心，上、下、左、右各一寸处）。

【操作】穴位常规消毒后，取 28 号 2 寸毫针，直刺"脐四边"穴，采用提插补泻或捻转补泻法，以重补轻泻为原则。得气后，再取艾条行温针灸 20 分钟。

【适应证】慢性肠炎。

【注意事项】注意饮食，禁生冷、荤腥油腻等食物。

【出处】《中国针灸》1999，6（06）：368.

5. 艾灸法

处方 220

中脘、胃俞、大肠俞、小肠俞、天枢、神阙、关元、上巨虚、下巨虚、足三里穴。

【操作】点燃艾条。将艾条悬于治疗穴位上方 2~3cm 处，对穴位进行艾灸。每个穴位灸 5 分钟。

【适应证】慢性肠炎。

【注意事项】艾灸以患者局部有温热感且无灼痛为宜。对局部知觉减退的患者，要注意防止烫伤其皮肤。

【出处】《当代医药论丛》2018，16（16）：184.

6. 耳穴压豆联合隔姜灸法

处方221

耳穴取神门、交感、大肠、小肠、脾、胃、皮质下、肺。隔姜灸取神阙穴。

【操作】常规消毒耳郭皮肤后，将贴有王不留行籽的胶布贴在耳穴上，用手指按压贴压穴位，使耳穴有热、胀痛感。嘱患者每穴每次按压20下，每日按压3次，3日更换，两耳交替进行，10次为1疗程，疗程间不休息。隔姜灸神阙穴：切一片3cm×4cm、厚0.2cm的鲜生姜片，中间扎数孔，将姜片置于神阙穴处，在姜片上放置柱底直径1.5cm、柱高2cm的艾炷，每次灸6壮，隔日治疗1次。

【适应证】慢性肠炎。

【注意事项】灸法应避免烫伤皮肤。

【出处】《中国针灸》2001，21（06）：353.

7. 耳穴压豆联合拔罐法

处方222

耳穴主穴：脾、胃，耳背脾、肺、大肠、三焦；辅穴：神门、交感、皮质下。火罐取穴：胃俞、三焦俞、大肠俞、中脘、天枢、关元。

【操作】耳穴压豆：取王不留行中药籽或磁粒置于耳穴贴上，压巾在相关的耳穴的敏感点上，嘱患者1日自行按压3~4次，每次1~2分钟，隔日更换1次，单耳压贴，两耳交替。拔火罐法：以背部及腹部为主，背部取胃俞、三焦俞、大肠俞；腹部取中脘、天枢、关元，留罐10分钟。

【适应证】慢性肠炎。

【注意事项】拔罐避免烫伤皮肤。

【出处】《针灸临床杂志》1999，15（01）：17.

综合评按：慢性肠炎属于中医学"泄泻"范畴。感受外邪、饮食所伤、情志失调、病后体虚、禀赋不足等是泄泻的主要病因。肠为泄泻的病位之所在，脾为其主病之脏，与肝、肾密切相关。脾虚湿盛为泄泻的主要病机，脾胃运化功能失调，肠道分清泌浊、传导功能失司。将中药的不同剂型（如丸、散、膏等）通过贴脐、敷脐、蒸脐、灸脐等方法，激发元气，开通经络，促进气血流通，调节人体阴阳与脏腑功能，从而防治疾病的一种方法。

第十九节　便秘

便秘是指排便次数减少（每周排便＜3次），粪便干硬难下，或粪质不干但排便困难。

1. 临床诊断

罗马Ⅳ诊断标准对便秘的描述为排便为硬粪或干球粪，排便费力，排便有不尽感，排便时有肛门直肠梗阻或堵塞感，以及排便需要手法辅助。便秘既可作为功能性疾病独立存在，也可作为症状见于多种器质性疾病，临床应注意鉴别诊断。

2. 中医分型

（1）热积秘：大便干结，腹胀或腹痛，口干，口臭，面赤，小便短赤，舌红，苔黄，脉滑。

（2）寒积秘：大便艰涩，腹中拘急冷痛、得温痛减，口淡不渴，四肢不温，舌质淡暗，苔白腻，脉弦紧。

（3）气滞秘：排便不爽，腹胀，肠鸣，胸胁满闷，呃逆或矢气频，舌暗红，苔薄，脉弦。

（4）气虚秘：排便无力，腹中隐隐作痛，喜揉喜按，乏力懒言，食欲不振，舌淡红，体胖大，或边有齿痕，苔薄白，脉弱。

（5）血虚秘：大便干结，排便困难，面色少华，头晕，心悸，口唇色淡，舌质淡，苔薄白，脉细弱。

（6）阴虚秘：大便干结如羊屎，口干欲饮，手足心热，体消瘦，心烦少眠，舌质红、有裂纹，苔少，脉细。

（7）阳虚秘：大便干或不干，排出困难，畏寒肢冷，面色白，腰膝酸冷，小便清长，舌质淡胖，苔白，脉沉细。

一、药物外治法

1. 中药灌肠法

处方 223

实证者，可选大黄、芒硝；虚证者，可选用当归、桃仁、火麻仁等。也可在辨证基础上选用中药复方煎剂灌肠。

【方法】将药物加沸水 150~200ml，浸泡 10 分钟（含芒硝者搅拌至完全溶解）去渣，药液温度控制在 40℃，灌肠。患者取左侧卧位，暴露臀部，将肛管插入 10~15cm 后徐徐注入药液，保留 30 分钟后，排出大便，如无效，间隔 3~4 小时重复灌肠。

【适应证】便秘实证。

【注意事项】嘱患者灌肠治疗前排空大小便。

【出处】《中医杂志》2017，58（15）：1348.

2. 穴位贴敷法

处方 224

实证便秘：大黄、芒硝、甘遂、冰片。虚证便秘：肉桂、大黄、丁香、木香、黄芪、当归。

【方法】虚证及实证便秘皆可选用神阙穴，此外可根据证候不同选用相应的背部俞穴。如实证便秘可选膈俞、脾俞、胃俞、三焦俞、大肠俞等穴；虚证便秘可选肺俞、膈俞、脾俞、肾俞、关元俞等穴。每日 1 次，每次 6~8 小时，3~5 天为 1 个疗程。

【适应证】实证、虚证便秘均可辨证选择药物应用。

【注意事项】贴敷部位皮肤如有明显烧灼不适需取下贴敷。

【出处】《中医杂志》2017，58（15）：1348.

3. 穴位贴敷联合艾灸法

处方 225

足三里（双）、神阙穴。贴敷中药组方：麻黄、白芥子、细辛、矮地茶、丁香、干姜各等份。

【**方法**】艾灸疗法：在每穴上方依次进行回旋、雀啄、温和灸各 5 分钟，每天 1 次，连续 14 天为一个疗程。贴敷疗法：将上述药物研磨成粉。临用时用麻油调成糊状，将胶贴撕开，取 5 角硬币大小放在胶贴中心，对准穴位处后抚平胶贴。每天 1 次，连续 14 天为 1 个疗程。贴敷时间一般为 2~4 小时。

【**适应证**】老年脾肾阳虚型便秘。

【**注意事项**】贴药后皮肤出现微微发痒、灼痛感觉为正常反应，如感觉明显不适立即撕除。

【**出处**】《中国中医药现代远程教育》2015，13（24）：88.

4. 耳穴压豆联合穴位注射法

处方 226

王不留行籽，黄芪注射液。

【**方法**】耳穴压贴取 0.6cm×0.8cm 的胶布，将光滑饱满之王不留行籽贴于胶布上，用血管钳送至耳穴，贴紧后加压力，让患者感到局部有酸、麻、胀、痛或发热感。并给予双侧足三里穴注射黄芪注射液，每侧均 2ml。

【**适应证**】功能性便秘。

【**注意事项**】耳穴压豆法双耳交替进行。

【**出处**】《中国医学创新》2012，9（19）：36.

5. 中药敷脐联合腹部按摩法

处方 227

中药膏由大黄 20g，芒硝 10g，桃仁 10g，冰片 10g 组成。

【**方法**】将上述药物研末用蜂蜜和水调成膏状。患者取平卧位暴露腹部注意保暖及保护隐私。观察腹部及脐部有无伤口、破损、皮疹等情况，清洁脐部。两手相叠全掌顺时针、逆时针方向绕脐按摩各 10 圈，可使用按摩油增加按摩舒适度。用中指点揉中脘、下脘、神阙、气海、关元穴。每穴 1~2 分钟，以患者产生酸胀感为宜。再次顺时针绕脐按摩 10 圈按摩力度由轻到重，由重至轻，以患者不感疼痛为宜。取 1~2g 中药膏敷神阙穴（脐部）用胶布固定。两手相叠，用食指、中指、无名指用按法、揉法按揉神阙穴，频率 80~100 次 / 分钟，3~4 小时后取下胶布，洗净脐部的中药膏。

【适应证】脑卒中见便秘者。

【注意事项】按摩手法应轻柔适中。

【出处】《中国中医药科技》2013，20（05）：560.

处方 228

吴茱萸 250g，粗盐 250g。

【方法】上药装入布包扎好后放入微波炉内，加热 3 分钟（温度为 60~70℃），给予神阙穴热敷 10 分钟。腹部穴位按摩：患者取平卧位（最好按摩前患者喝 300ml 淡盐水），两腿放直，放松腹肌；首先术者的手在患者肋骨弓两侧进行指腹按摩 30 次，起到疏肝理气的作用；其次术者左手的食指、中指、无名指并拢，其指腹放在膻中的位置，沿任脉按摩到中极穴，起到收降浊气之功效，方向始终由上向下按摩 20 次，注意用力不宜过大，要紧贴皮肤；然后在天枢穴、关元穴、中脘穴等部位用大拇指指腹进行揉按，至局部有酸胀感为佳，接着全腹按摩（用右手小鱼际肌从患者右下腹沿结肠的走向进行揉按），最后按揉支沟穴。

【适应证】老年性便秘。

【注意事项】按摩手法应轻柔适中。

【出处】《齐齐哈尔医学院学报》2013，34（21）：3264.

二、非药物外治法

1. 穴位埋线法

处方 229

天枢、腹结（均双侧）。

【操作】术者严格执行无菌操作规程，患者取卧位，医者戴无菌手套，以碘伏消毒液常规消毒穴位处皮肤，使用 9 号一次性无菌埋线针，将 2-0 号医用羊肠线一段 10~20mm 用无菌镊子放入埋线针尖端孔内，垂直刺入穴位 1~1.5 寸，置入羊肠线，线头不得外露，然后用安尔碘消毒针孔，并外敷消毒纱块于针孔处。每周治疗 1 次，4 周为 1 个疗程。

【适应证】功能性便秘。

【注意事项】治疗过程严格遵循无菌操作流程。

【出处】《四川中医》2019，37（12）：219.

2. 针灸疗法

处方 230

针刺主穴选用天枢、大肠俞、支沟、上巨虚穴。热积秘加合谷、曲池、内庭；气滞秘加中脘、太冲；寒积秘加关元；气虚秘加脾俞、胃俞、肺俞、气海；阴虚秘、血虚秘加足三里、三阴交；阳虚秘可艾灸神阙、关元。

【操作】实证便秘，以泻法为主，强刺激，腹部穴位如天枢等，以局部产生揪痛感为宜；虚证便秘，针刺手法以补法为主，轻刺激，以局部得气为宜，可加用温针灸或者灸盒悬灸，以热感向皮下组织渗透为佳。

【适应证】便秘临床各型均可辨治取穴应用。

【注意事项】针刺过程中嘱患者避免活动，询问患者针刺感受。灸法过程中避免烫伤皮肤。

【出处】《中医杂志》2017，58（15）：1348.

3. 低频脉冲电疗法联合手法按摩法

处方 231

【操作】低频脉冲电疗治疗：将定向导入电极片分别置于关元穴、中脘穴，接通电源后，根据患者敏感性选择合适的治疗强度，一次治疗时间 20 分钟，每日 2 次。手法按摩：双手互搓发热后按摩肚脐周围，右手顺时针进行，左手逆时针进行，然后将左手的掌心紧紧地贴在下腹部的位置，稍稍按照顺时针的方向按摩 50 圈，直至皮肤微微发热，每天 2 次，连续治疗 5~7 天。

【适应证】腰椎骨折术后便秘。

【注意事项】按摩手法应柔和，力量适度。

【出处】《广西中医药大学学报》2018，21（04）：103.

4. 刮痧法

处方 232

天枢、大横、腹结、归来、中脘、中极、神阙、关元、气海。

【操作】循经刮痧前，嘱患者排空膀胱，取仰卧位，医者用手顺时针摩擦或按揉脐周 5~10 圈，使患者消除紧张情绪，放松腹部；选用牛角刮痧板，进行清洁消毒，以液状石蜡作为刮痧介质，采用角推法、点刮法，行平补平泻、泻下补津法，围绕神阙穴由内向外作螺旋顺时针环腹部刮拭，在天枢、大横、腹结、归来等穴位重点刮拭；从中脘向下刮至中极，在下脘、神阙、关元、气海等穴位重点刮拭。上午 8：00 点至 11：00 点刮 1 次，隔日 1 次，每个部位刮拭 10~20 次，至皮肤出现潮红，或红色粟粒状放血点，或紫红色、暗红色瘀斑为度。刮拭力度根据患者体质及承受度调整。刮拭过程中与患者交流，观察其反应，以防晕倒；同时注意保暖及保护患者隐私。刮痧结束后嘱患者饮温开水约 200ml，注意避风；出痧 3 小时内忌洗冷水澡；禁食生冷、油腻、刺激之品。15 天一个疗程，疗程为 2 周。

【适应证】热积型功能性便秘。

【注意事项】刮拭完毕，让患者把衣物穿好，避免着凉，给患者喝些白开水。

【出处】《中国民间疗法》2012，28（22）：38–40.

5. 针刺联合拔罐法

处方 233

针刺取穴：天枢（与大横两穴交替使用）、关元、中脘、足三里、上巨虚、曲池。拔罐取穴：督脉、膀胱经。

【操作】针刺方法：患者平卧位，暴露四肢、肚腹，穴位常规消毒，选用 28 号 2 寸一次性毫针，针刺所取穴位，提插捻转，平补平泻，待得气后留针 30 分钟，每 5 分钟行针 1 次。拔罐疗法：患者俯卧位，用液状石蜡在腰背部以至阳至长强的督脉为中轴及两旁膀胱经范围涂擦后，选用大号火罐或气罐，用闪火法或抽气负压法，在背部拔住，然后用双手或单手握住罐子，沿着督脉和膀胱经经脉依次反复推移。直至所拔的部位皮肤红润或充血为止，最后再在大肠俞处停留 1~2 分钟，取罐，轻轻擦拭。

【适应证】老年人习惯性便秘。

【注意事项】刮拭完毕，让患者把衣物穿好，避免着凉，给患者喝些白开水或姜糖水。

【出处】《四川中医》2013，31（12）：130.

6. 针刺联合推拿法

🥣 **处方 234**

针刺取穴：主穴取双侧天枢、大横、支沟。配穴可辨证选穴，如热盛者可加内庭，气滞者可加合谷、太冲，气血虚明显加足三里，阳虚者加关元。

【操作】针刺方法：针刺时先常规消毒，使用呼吸补泻法进针，实证用泻法，虚证用补法。进针后天枢穴用提插捻转的泻法，幅度及强度以患者能耐受为度，大横及支沟穴采用平补平泻法，内庭穴用泻法，足三里及关元穴加灸，留针 30 分钟。推拿方法：针刺之后，采用捏脊 3 遍，顺时针摩腹 5~10 分钟的推拿方法，以肠蠕动增快，矢气为佳。以上操作隔日 1 次，10 次为 1 个疗程。

【适应证】习惯性便秘热盛、气滞、气血虚、阳虚者均可辨证取穴应用。

【注意事项】操作手法应轻柔，患者应注意避风保暖。

【出处】《时珍国医国药》2012，23（08）：2068.

7. 耳穴压豆法

🥣 **处方 235**

主穴：胃、大肠、小肠、交感。配穴：肺、神门、三焦。

【操作】用 75% 乙醇棉球清洁患者耳郭，用探棒探寻所选耳穴，将 0.4cm×0.4cm 胶布粘王不留行籽，贴压于所取的穴位上，用拇指、食指轻轻按压贴压的耳穴数次，其手法由轻到重，使患者自觉该耳郭有酸、麻、胀、痛、灼热感，以患者能耐受为度，每隔 3~4 小时按压耳穴 1 次，每次每穴按压 40~60 秒。每日 1 次，两耳交替。

【适应证】老年性便秘。

【注意事项】每次操作前均需用酒精棉清洁耳郭。

【出处】《中国中医药科技》2020，27（01）：117.

综合评按： 便秘是临床常见病、多发病。中医病名除"便秘"外，尚有"后不利""大便难""秘结"等病名。本病病因主要有饮食不节、情志失调、久坐少动、劳倦过度、年老体虚、病后产后、药物所致等，部分患者与先天禀赋不足有关。病位在大肠，与肺、脾（胃）、肝、肾诸脏腑的功能失调相关。针灸治疗功能性便秘作为有特色的中医药疗法，一直属于临床治疗便秘的首选方法之一，便秘也属于针灸疗法的一级治疗病谱。现代实验研究数据表明针刺能通过神经－内分泌－免疫系统双向调节机体的胃肠运动功能。通过在穴位处贴敷中药，能够使药物直接被患者吸收，避免口服时消化系统对药物成分的破坏，能够最大限度地发挥药物的治疗效果。同时，药物不经过胃肠道，对胃肠道的刺激降低，避免了胃肠道的不良反应。耳穴压豆法可调节自主神经功能活动，对大脑皮质功能及胃肠神经系统的兴奋和抑制具有双向调节作用，促使胃肠节律紊乱得到改善。中医外治疗法是治疗便秘的有效措施，在临床上得到普遍运用。

第二十节　不完全性肠梗阻

不完全性肠梗阻是由于肠道自身原因或肠外原因引起的肠内容物不能够正常运行或通过时部分肠道功能发生障碍，其发病原因主要为肠道功能紊乱、腹部大手术后、肠道肿瘤、腹部外伤、腹膜炎、粘连与粘连带压迫等。本病主要以腹胀、腹痛、恶心、呕吐和停止排气、排便为临床表现。

1. 临床诊断

患者有不同程度的腹胀、腹痛、恶心、呕吐、停止排气或（和）排便等症状。查体腹部有压痛或轻度肌紧张，无腹膜刺激征；叩诊呈鼓音；听诊可闻及气过水声，肠鸣音亢进。查腹部 X 线片显示肠管明显扩张及液气平面。

2. 中医分型

（1）气机壅滞型：腹胀如鼓，腹中转气，腹痛时作时止，痛无定处，恶心，呕吐，无矢气，便闭，舌淡，苔薄白，脉弦紧。

（2）实热内结型：腹胀，腹痛拒按，口干口臭，大便秘结，或有身热，烦渴引饮，小便短赤，舌红，舌苔黄腻或燥，脉滑数。

（3）脉络瘀阻型：发病突然，腹痛拒按，痛无休止，痛位不移，腹胀如鼓，腹中转气停止，无矢气，便闭，舌红有瘀斑，苔黄，脉弦涩。

（4）气阴两虚型：腹部胀满，疼痛，忽急忽缓，喜温喜按，恶心呕吐，大便不通，乏力，面白无华，或有潮热盗汗，舌淡或红，苔白，脉细弱或细数。

一、药物外治法

1. 中药灌肠法

处方 236

大承气汤：生大黄（后下）16g，芒硝（分冲）8g，枳实20g，厚朴20g。

【方法】每剂药煎煮2次，2次药液混合共200~300ml。患者每日灌肠2次，每次将40℃的药液100~150ml以输液器插入肛管，深度7~10cm，插入后快速输入药液，最后嘱患者交替仰卧、侧卧15分钟以上，使药液在肠腔内充分吸收，更好地发挥疗效。

【适应证】恶性肿瘤所引起的肠梗阻。

【注意事项】操作过程中手法要柔和，避免过度用力插管。

【出处】《北方药学》2017，14（10）：80.

2. 中药热敷法

处方 237

芒硝。

【方法】将芒硝50g碾碎装入棉袋中（大小依据患者腹部大小所定），平铺外敷于腹壁，反复用50℃的湿热毛巾敷于棉袋上，每天3次，每次1~1.5小时。

【适应证】麻痹性不完全性肠梗阻。

【注意事项】如芒硝结块，需要更换等量的芒硝继续使用，症状缓解后，停止使用。操作过程中避免烫伤皮肤。

【出处】《中医学报》2017，32（05）：727.

3. 中药灌肠联合推拿法

👐 **处方 238**

厚朴、炒莱菔子、干姜各 15g，生大黄、高良姜、芒硝、木香各 10g。

【方法】将以上药物加水适量，熬至 200ml 备用。取 50ml 汤药汁浴加热至 40℃，用导管插入肛门 10cm 以上，在 10 分钟内灌完，之后患者侧卧位，持续 30 分钟，避免药物流出，每日 1~2 次。推拿治疗操作：患者取仰卧位，首先拿揉合谷穴，拿肚角 2~3 次，手法可稍重，以缓急止痛。按揉中脘穴与脐周，分推腹阴阳，揉右上腹。揉脐，摩腹，按揉足三里 10~15 分钟。

【适应证】小儿不完全性肠梗阻。

【注意事项】动作应柔和。

【出处】《陕西中医》2018，39（12）：1781.

4. 穴位注射联合中药灌肠法

👐 **处方 239**

维生素 B_{12} 注射液。厚朴、郁金、鱼腥草、生甘草、大黄、芒硝。

【方法】穴位注射操作前做好穴位局部皮肤的消毒，在中脘、天枢、足三里穴直刺进针 2~2.5cm，行提插补法得气后缓慢将维生素 B_{12} 注射液 0.5mg 药液注入穴位内，每天注射 1 次。中药灌肠操作方法：将厚朴、郁金、鱼腥草、生甘草加水 600ml，武火煎开后文火煎 20 分钟，下大黄，再煎 10 分钟，将药液倒出，将芒硝放入药液中，搅拌，使之全溶。分 2 次，每次 150ml 早晚保留灌肠，灌肠后保留 30 分钟。每天 1 次，5 次为 1 疗程。共治疗 2 个疗程。

【适应证】单纯性不完全性肠梗阻。

【注意事项】操作应严格按照无菌流程进行，动作应柔和。

【出处】《现代中医药》2017，37（04）：53.

5. 灌胃联合中药外敷疗法

👐 **处方 240**

大黄 20g 灌胃，芒硝 250g 敷脐。

【**方法**】灌注前充分抽出胃液。生大黄粉 20g 加入 80~100ml 温开水通过胃管，分 2 次注入后，再用少量温开水冲洗，夹管 1~2 小时，同时将中药芒硝粉末 250g 装入布袋，平敷于中上腹部，外包固定避免移位，每天更换 2 次。

【**适应证**】腹部术后早期炎性肠梗阻。

【**注意事项**】如发现芒硝变湿变硬立即更换。

【**出处**】《浙江中医杂志》2009，44（11）：807.

二、非药物外治法

1. 电针法

处方 241

膻中、中脘、气海、内关、足三里、天枢、脾俞、肾俞。

【**操作**】膻中以 1 寸毫针向下斜刺，中脘、气海、内关、天枢 1 寸毫针直刺，足三里 1.5 寸毫针直刺，脾俞、肾俞 2 寸毫针深刺，用电针治疗仪强刺激，体虚者可减弱刺激，以患者耐受为度，每次 30~45 分钟。

【**适应证**】腹部术后麻痹性不完全性肠梗阻。

【**注意事项**】电刺激强度宜因人而异。

【**出处**】《河南中医学院学报》2009，24（01）：87.

2. 电针联合推拿法

处方 242

主穴：中脘、大横、足三里、大肠俞、天枢、上巨虚。配穴：呕吐加内关、上脘；腹胀加关元、气海、大肠俞；发热加曲池；上腹痛加章门、内关；下腹痛加关元、气海。

【**操作**】主穴每次选一组穴，两组穴位交替使用，据症情酌加配穴。针刺得气后，大幅度捻转提插强刺激 2~3 分钟，使背部穴针感走到小腹，腹部穴针感在腹部扩散，下肢穴位针感向腹部传导，将大横、足三里或天枢、上巨虚接电针仪，连续波，强度以患者可耐受为度，留针 30 分钟。推拿治疗处方：摩腹，揉脐，揉中脘，分推腹两侧。本法主要在腹部运用轻柔手法，按摩方向以患者易于接受为原则，以调理肠道，通滞启闭。痛剧者可加按压相应背俞穴，如脾俞、胃俞、大肠俞以及足三里。

【适应证】非手术指征动力性肠梗阻。

【注意事项】推拿手法应柔和。

【出处】《针灸临床杂志》2008，24（08）：66.

3. 针刺、红外线联合疗法

🥣 **处方243**

支沟、中脘、天枢、关元、足三里、下巨虚。

【操作】用一次性1.5寸毫针垂直刺入上述穴位，捻转得气后，取天枢、足三里两组挂电针。腹部针刺部位加红外线灯照射，留针40分钟。

【适应证】腹部手术后粘连性不完全性肠梗阻。

【注意事项】治疗选连续波以患者耐受为度。

【出处】《四川中医》2009，27（07）：111.

4. 温针灸法

🥣 **处方244**

主穴取双侧足三里、上巨虚、下巨虚，配穴取中脘、天枢、气海、关元。

【操作】患者取仰卧位，常规消毒后，采用一次性无菌针灸针（0.25mm×40mm）以单手指切进针法迅速进针，行针得气后，在双侧足三里、上巨虚、下巨虚，取艾条（长2.5cm）点燃后插入针柄，当艾条燃尽后除去艾灰，起针。每日1次，每次留针20分钟，连续治疗观察7天。

【适应证】非手术指征动力性肠梗阻。

【注意事项】可预先在穴位周围放一厚纸片防止艾火脱落灼伤患者皮肤。

【出处】《广西中医药》2019，42（06）：38.

5. 耳穴压豆法

🥣 **处方245**

耳穴：脾、胃、大肠、小肠、三焦、腹、皮质下。

【操作】以 75% 的乙醇常规消毒穴位，用镊子从侧面将王不留行籽粘贴胶布从塑料板上取下，逐一按压于所选穴位，并使其与皮肤粘贴牢固。嘱患者每天自行用手按压，刺激强度以耳郭有局部酸麻胀痛或耳郭发热为宜，1 天 5 次，每次按压 3~5 分钟，4 天后换至对侧耳朵耳穴贴籽按压，直至患者可以正常排气排便。

【适应证】腹部术后预防不完全性肠梗阻。

【注意事项】双耳交替操作，操作前均需酒精消毒耳穴。

【出处】《中医研究》2017，30（03）：34.

综合评按：肠梗阻以痛、呕、胀、闭四大症状为主。在治疗上除采用手术疗法外，多用中药以开结通下。而中医外治法治疗本病也有其独特之处，并且疗效明显，使一部分患者避免了手术之苦。临证之时，务必分清轻重缓急。对于病情错综复杂者，尤当多法配合。对病情危笃者，应及时配合内服药物，或采用中西医结合综合予以治疗，以免延误病情。

第二十一节　阑尾炎

阑尾炎是常见急腹症之一，系指发生在阑尾黏膜及黏膜下层的局限性炎症，致使阑尾充血水肿，甚或有纤维素性渗出物等，临床表现以转移性右下腹疼痛、麦氏点有压痛或（和）反跳痛、发热、恶心、呕吐等为主。阑尾炎属于中医学"肠痈"范畴，病因主要为湿热郁蒸、气血凝聚、运行失调所致。

（1）瘀滞型（急性单纯性阑尾炎）：炎症局限于阑尾黏膜及黏膜下层，逐渐扩展至肌层、浆膜层。阑尾轻度肿胀，浆膜充血，有少量纤维素性渗出物。阑尾壁各层均有水肿和中性粒细胞浸润，黏膜上有小溃疡形成。临床症状有早期腹痛，恶心呕吐。

（2）蕴热型（化脓性阑尾炎）：炎症发展到阑尾壁全层，阑尾显著肿胀，浆膜充血严重，附着纤维素渗出物，并与周围组织或大网膜粘连，腹腔内有脓性渗出物。此时阑尾壁各层均有大量中性粒细胞浸润，壁内形成脓肿，黏膜坏死脱落或溃疡，腔内充满脓液。此型亦称蜂窝组织炎性阑尾炎。临床症状有腹痛加重，低热，口渴，疲乏无力，固定位压痛点，轻度腹膜刺激。

（3）热毒型（坏疽或穿孔性阑尾炎）：病程进一步发展，阑尾壁出现全层坏死，变薄而失去组织弹性，局部呈暗紫色或黑色，可局限在一部分或累及整个阑尾，极易破溃穿孔，阑尾腔内脓液黑褐色而带有明显臭味，阑尾周围有脓性渗出。穿孔后感染扩散，引起弥漫性腹膜炎或门静脉炎、败血症等。临床症状疼痛范围扩大、加重，腹膜刺激征明显，恶心呕吐，腹泻或便秘，头昏头晕，高热不退，烦渴纳呆，血常规中性粒细胞明显升高。

（4）脓肿型（阑尾周围脓肿）：化脓或坏疽的阑尾被大网膜或周围肠管粘连包裹，脓液局限于右下腹而形成阑尾周围脓肿或炎性肿块。临床症状为高热，右下腹胀痛，局部有肿块。

一、药物外治法

1. 中药灌肠法

处方 246

大黄 10g，牡丹皮 10g，红花 10g，桃仁 10g，当归 15g，芒硝 10g，金银花 15g，连翘 15g。

【方法】将以上诸药煎至 150ml，温度趋于体温，操作前嘱患者排空二便，侧卧体位，将灌肠管缓慢插入肛门 15~25cm，缓慢注入药液，操作完毕后嘱患者臀部抬高，卧床休息，使得药物充分吸收，每天 2 次，每次 30 分钟。

【适应证】急性单纯性阑尾炎。

【注意事项】插入肛管时手法应轻柔，以免擦伤黏膜。如有痔疮者，更应审慎。

【出处】《中国医药指南》2018，16（09）：189.

2. 红外线理疗配合中药外敷法

🥣 **处方 247**

大黄、芒硝。

【方法】将大黄、芒硝按 1：2 比例研碎成粉末混匀，并装入 10cm×10cm 大小的无菌纱布袋内，嘱患者平卧位，腹部暴露，将药袋敷盖于肚脐周围并固定，红外线灯提前预热，灯与照射部位的距离设置在 20~30cm，每次照射 30 分钟，早晚各 1 次，照射部位可放置温度计，将温度控制在 45~55℃。依据温度及患者对温度的耐受程度将红外线灯高度进行调整。

【适应证】化脓性阑尾炎术后胃肠功能恢复。

【注意事项】避免烫伤皮肤。

【出处】《实用临床护理学杂志》2018，16（52）：34.

3. 耳穴压豆法

🥣 **处方 248**

耳穴：大肠、小肠、胃、阑尾穴、三焦。

【方法】患者的头部偏向一侧，左手托持耳朵，右手持探针确定穴位的阳性反应点。找到后夹取粘有王不留行籽的橡皮胶布，将其固定于穴位之上。使用食指和拇指对耳穴进行相对按压，垂直均匀用力，并由轻到重，使患者感受到胀、酸、痛、麻等得气感。每日按压 5~6 次，每穴每次按压 30~60 秒。

【适应证】急性阑尾炎术后腹胀。

【出处】《临床医药文献杂志》2017，15（42）：8233.

4. 中药外敷法

🥣 **处方 249**

大蒜 50g，芒硝 20g，大黄粉 30g。

【方法】用大蒜、芒硝糊剂外敷。先将大蒜、芒硝放在一起，捣烂如泥状，敷于下腹部麦氏点，2 小时后去掉，以温水先洗净，再用醋调大黄粉敷于同一部位 6~8 小时，必要时隔数小时后重复使用。

【适应证】急慢性阑尾炎。

【注意事项】在敷药前局部皮肤上先衬一层凡士林纱布，以减轻药物对皮肤的刺激。

【出处】《中医外治杂志》2003，12（06）：35.

5. 中药灌肠联合外敷法

☙ **处方 250**

灌肠药：生大黄（后下）30g，丹皮、桃仁各15g，冬瓜仁、红藤、败酱草各20g，芒硝10g。外敷药：大黄、芒硝、大蒜。

【方法】灌肠疗法：将上述药物烘干粉碎过80目筛，以生理盐水300ml煎10分钟取煎液150ml，待温后保留灌肠，每6小时1次。外敷疗法：芒硝、大蒜共捣成泥，再加入大黄粉，用醋调成糊状，敷于右下腹麦氏点部位，敷药前皮肤先涂凡士林保护层，药糊上盖塑料布四周封闭，上置热水袋热敷。

【适应证】急性阑尾炎。

【注意事项】外敷时避免烫伤皮肤。

【出处】《辽宁中医杂志》2004，31（02）：139.

二、非药物外治法

1. 针刺法

☙ **处方 251**

第二掌骨侧全息阑尾穴（第二掌骨侧全息腰穴下压疼处）、天枢穴、足三里。

【操作】患者放松、仰卧，均双侧取穴、直刺1.5寸，自双侧第二掌骨侧全息阑尾穴、天枢穴、足三里，双手行针、得气、强刺激，每日1次，留针30分钟，10次为1疗程。

【适应证】急慢性阑尾炎。

【注意事项】年老体弱及初次接受治疗者，最好取卧位，针刺部位不宜过多，以免晕针。

【出处】《针灸临床杂志》2004，20（03）：15.

2. 穴位按摩联合针刺法

处方 252

按摩穴位：天枢、关元、气海。针刺取穴：足三里、天枢、关元、上巨虚、下巨虚、阳陵泉。

【操作】腹部穴位按摩：按摩前排空膀胱。点揉天枢、关元、气海，每分钟 120~160 次，按摩 3~5 分钟，然后顺时针方向按摩腹部，避开手术区，力度由轻到重，随时观察患者反应，以患者舒适为度。针刺疗法取穴：足三里、天枢、关元、上巨虚、下巨虚、阳陵泉。患者取仰卧位，正确取穴，消毒皮肤，选择合适的毫针，垂直进针，得气后，用泻法，留针 30 分钟，捻转 4~5 次，出针后以干棉球按压针孔。

【适应证】阑尾炎术后腹胀。

【注意事项】年老体弱及初次接受治疗者，最好取卧位，针刺部位不宜过多，以免晕针。

【出处】《中国中医药现代远程教育》2012，10（16）：63.

3. 艾灸法

处方 253

足三里穴。

【操作】嘱患者取仰卧位，取双侧足三里穴，施灸者手持艾条将点燃的一端对准施灸穴位，距皮肤 2~5cm 处熏灸，施灸者另放一手指在穴位旁，以掌握皮肤温度，施灸时间为 30 分钟。

【适应证】阑尾炎术后胃肠功能恢复。

【注意事项】施灸过程中严密观察患者反应，如患者感到灼热难忍，施灸者酌情调整施灸距离，或终止施灸，灸毕使灸条彻底熄灭，清洁局部皮肤。

【出处】《牡丹江医学院学报》2019，40（05）：51.

4. 温针灸法

处方 254

阿是穴、中脘、天枢（双）、足三里（双）、阑尾穴（双）、上巨虚（双）。

【操作】右下腹阿是穴局部常规消毒后，用毫针垂直刺入，遇抵抗感停止进针；天枢、足三里、阑尾穴、上巨虚等穴位局部常规消毒，用毫针垂直刺入。上述穴位针刺得气后，以枣核大的艾绒裹在针柄上，每8分钟换一次艾绒，留针40分钟。

【适应证】急性单纯性阑尾炎。

【注意事项】灸法避免灼伤皮肤。

【出处】《中国民间疗法》2019，27（17）：48.

综合评按：中医学认为本病属"肠痈"范畴，发病机制为湿热与气血互结成痈，不通则痛，病位在肠，多属实热证。中药保留灌肠法可清热解毒通脏腑，使得药物直达病变部位。中药外敷疗法可温通经络、活血化瘀、行气止痛等功效，融合了温热之力与药物功效双重作用，药力直达病所，使治疗更具有针对性，同时药物通过透皮吸收，迅速提高局部血药浓度，不仅消除局部病灶，还可由循环、辐射等途径进入机体，改善体内环境达到标本同治的目的。本病为常见急腹症，极易导致肠道穿孔、化脓感染甚或危及生命，因此应及早全面评估病情，必要时应及早手术治疗以免病情恶化。

第二十二节　结肠癌、直肠癌

结肠癌、直肠癌是我国最常见的恶性消化道肿瘤之一，我国结肠癌、直肠癌的发病率和死亡率均呈上升趋势。2015年中国癌症统计数据显示，我国结肠癌、直肠癌发病率、死亡率在全部恶性肿瘤中列居第5位，其中新发病例37.6万例，死亡病例19.1万例。其中，结肠癌的发病率上升显著，多数患者发现时已属中晚期。早期结肠癌、直肠癌可无明显症状，病情发展到一定程度可出现下列症状：排便习惯改变，大便性状改变（变细、血便、黏液便等），腹痛或腹部不适，腹部肿块，肠梗阻相关症状；贫血及全身症状，如消瘦、乏力、低热等。

（1）瘀毒内阻型：腹部触及包块，便色紫暗，腹刺痛、痛有定处，舌紫暗，苔薄黄，脉弦涩。

（2）脾肾阳虚型：畏寒肢冷，腹部冷痛，五更泄泻。

（3）湿热蕴结型：肛门灼热，胸闷，苔黄腻，脉滑数。

（4）肝肾阴虚型：头晕目眩，五心烦热，盗汗，便秘，苔少或无苔。

（5）气血两虚型：气短，肛门下坠，舌淡。

一、药物外治法

1. 中药灌肠法

处方 255

虎杖、半枝莲、红藤、马齿苋、三七、野葡萄根、枳壳、丹参等。

【方法】将上述药物水煎取汁 150ml 进行保留灌肠。

【适应证】结肠、直肠癌术后化疗不良反应。

【注意事项】动作应柔和，避免损伤黏膜。

【出处】《河北中医药学报》2018，33（03）：35.

2. 穴位贴敷法

处方 256

和中降逆贴：陈皮、生姜、半夏、厚朴、醋香附、柴胡、建曲各 10g。

【方法】将上述中药饮片用粉碎机制成超细粉末，加入凡士林调成膏剂，取 5g 药物粉末均匀涂于贴敷上。选择中脘穴、内关穴、足三里穴，用温水清洁穴位皮肤，每日每穴位贴敷 1 贴，每贴持续 6~8 小时，揭除后温水擦拭。

【适应证】治疗结肠、直肠癌化学治疗所致毒性反应。

【注意事项】观察皮肤，若皮肤起疱应暂停贴敷。

【出处】《安徽中医药大学学报》2019，38（01）：44.

二、非药物外治法

1. 穴位埋线法

🥣 **处方 257**

主穴：足三里、涌泉、三阴交、肝俞、大肠俞、阿是穴。配穴：神阙、合谷、内关、中脘、胆俞。

【操作】常规消毒局部皮肤，取一段 1~2cm 长已消毒的羊肠线，放置在腰椎穿刺针针管的前端，后接针芯，左手拇食指绷紧或捏起进针部位皮肤，右手持针，刺入到所需的深度；当出现针感后，边推针芯，边退针管，将羊肠线埋植在穴位的皮下组织或肌层内，针孔处覆盖消毒纱布。

【适应证】结肠、直肠癌癌型疼痛。

【注意事项】严格按照无菌流程操作。

【出处】《四川中医》2017，35（06）：26.

2. 子午流注穴位按摩法

🥣 **处方 258**

太阳、风池、足三里、三阴交、涌泉穴。

【操作】子午流注择时开穴法：选择每天巳时（上午 9 时）和子时（晚间 22 时）进行穴位按摩，嘱患者取半坐卧位或坐位，先帮助患者进行头部穴位按摩，嘱其全身放松，双目微闭。术者站在患者背侧，用双手拇指揉太阳穴顺时针 1 分钟、逆时针 1 分钟。再用大拇指按压风池穴 2 分钟，然后以十指当梳，从前发际向后发际梳，每次 2~3 分钟，然后用循压法、压法，按压足三里和三阴交各 2~3 分钟，再用搓法、按法按压涌泉穴各 2 分钟。

【适应证】结肠、直肠癌癌因性疲乏。

【注意事项】按压力度由轻到重，以患者感酸、胀、麻为度。

【出处】《中国继续医学教育》2017，9（33）：106.

3. 针刺法

🥣 **处方 259**

足三里（双侧）、膻中、内关（双侧）。

【操作】患者仰卧，裸露针刺部位，用 1.5 寸毫针，常规消毒，足三里穴针感要放射至足趾或上窜过膝，内关直刺 1 寸，膻中平刺 1 寸，针刺得气后采用平补平泻手法，上述穴位针刺时每隔 10 分钟运 1 次针，留针 45 分钟，每日 1 次，7 天为 1 疗程。

【适应证】结肠、直肠癌术后所引起顽固性呃逆。

【注意事项】年老体弱及初次接受治疗者，最好取卧位，针刺部位不宜过多，以免晕针。

【出处】《陕西中医》2006，27（8）：990.

4. 针灸法

处方 260

关元、中极、气海穴、足三里、三阴交（双侧）。

【操作】将关元、中极、气海穴常规消毒，垂直皮肤进针后，针尖向会阴部斜刺，患者自觉麻胀感，并向会阴部放射；取足三里、三阴交（双侧），常规消毒，针刺腧穴得气后，均用补法，留针 30 分钟，并剪取艾条 2cm 插在针柄上，点燃后施灸，灸 2 壮。

【适应证】结肠直肠癌术后腑气不通。

【注意事项】年老体弱及初次接受治疗者，最好取卧位，注射部位不宜过多，以免晕针。

【出处】《光明中医》2010，25（12）：2280.

5. 化脓灸法

处方 261

单侧足三里穴。

【操作】取单侧足三里穴行化脓灸治疗。艾灸时，首先将选定穴位以 75% 的乙醇消毒，然后将大小适宜的艾炷（自制：底直径为 0.5cm，高为 0.5cm，重量为 1mg）置于穴位上，用火点燃艾炷施灸。待艾炷燃尽、除去灰烬后，方可继续再灸，每穴灸 7 壮后贴敷灸疮膏，待施灸部位化脓形成灸疮并结痂脱落为 1 个疗程。

【适应证】结肠癌患者免疫功能低下者。

【注意事项】严格遵守无菌操作。

【出处】《上海中医药大学学报》2016，30（02）：31.

7. 耳穴压豆联合芳香疗法

处方 262

耳穴：神门、皮质下、内分泌、耳中、交感穴。

【操作】选取神门、皮质下、内分泌、耳中、交感穴，每次取一侧耳穴，将耳郭常规清洁后，将粘有王不留行籽的 0.8cm×0.8cm 的胶布贴于上述穴位上，用指腹轻轻将压贴的穴丸压实贴紧，然后顺时针方向轻轻压丸旋转，以患者有酸胀或胀痛或轻微刺痛为度。按压时间：每天上午 6~8 时、10~12 时，下午 1~3 时、4~6 时均行 5 分钟加压，每次每穴按压 20 秒，3 天更换 1 次，两耳交替使用。精油操作方法：选取具有镇静宁神功效的单方精油（薰衣草、天竺葵、佛手柑），按照 1∶2∶3 配制成复方精油，每天中午、晚上临睡前把配置好的复方精油 3 滴（0.2ml）滴在纱布上，放在枕边，嘱患者深呼吸，闭上眼睛尽量放松。

【适应证】大肠癌围术期患者睡眠质量差者。

【注意事项】治疗过程嘱患者放松心情。

【出处】《西部中医药》2016，29（04）：112.

综合评按：结肠癌、直肠癌归属于中医学"积聚""癥瘕""肠覃""肠澼""脏毒""下痢""虚劳"等疾病范畴。本病病情较复杂，或寒或热，或气滞血瘀。治疗本病当内外并举，任何单一的疗法都不能完全奏效。但应以内治为主，外治辅之。敷药等法，于患处皮肤表面用药，有消散瘀积、散寒行气的作用，故可治疗气滞不通，也可用于血瘀之积的疼痛。按摩、艾灸法可通血脉，或艾灸患处以散寒通络，均用于脏腑气滞之聚。灌肠法则可通利阳明之腑，适于伴有肠道梗阻者。

第二十三节　病毒性胃肠炎

病毒性胃肠炎又称病毒性腹泻，是一组由多种病毒引起的急性肠道传染病。临床特点为起病急、恶心、呕吐、腹痛、腹泻，排水样便或稀便，也可有发热及全身不适等症状，病程短，病死率低。各种病毒所致胃肠炎的临床表现基本类似。与急性胃肠炎有关的病毒种类较多，其中较为重要的、研究较多的是轮状病毒。病原体主要通过消化道传播，主要发生在婴幼儿，常由 A 组轮状病毒引起，发病高峰在秋季，故名婴儿秋季腹泻；B 组轮状病毒可引起成人腹泻。

一、药物外治法

1. 中药灌肠法

处方 263

灌肠药物：黄连 5g，虎杖 15g，葛根 15g，藿香 15g，乌梅 15g，石榴皮 15g，白及 15g，茯苓 15g，白术 15g。

【方法】将上述药物加 200ml 水煎至 60ml 汤药，滤渣后装瓶备用。针对患儿年龄和腹泻次数不同，予以不同灌肠药量及次数。年龄 6 个月内的患儿，每次保留灌肠药量 30ml；6 个月以上患儿，次保留灌肠药量 50ml。患儿每天大便少于 10 次者，每天保留灌肠 2 次；每天大便多于 10 次者，每天保留灌肠 3 次。灌肠液温度为 37~39℃，根据年龄选 8~12 号一次性导尿管（代替肛管）套在一次性 50ml 注射器上，用液状石蜡将导管前端润滑，用小幅度旋转插入肛管深度 20~25cm，保留时间为 20~30 分钟。

【适应证】婴幼儿轮状病毒肠炎。

【注意事项】灌肠手法要轻柔，避免损伤肠道黏膜。

【出处】《湖南中医杂志》2014，30（12）：11.

2. 中药敷脐联合推拿法

处方 264

葛根、茯苓皮、黄连、黄芩、车前草各 10g。

【方法】中药敷脐方法：将由葛根、茯苓皮、黄连、黄芩及车前草组成的配方颗粒用黄酒调制为糊状，并涂于医用胶贴上，涂抹范围直径 2cm，厚 0.5cm，敷于脐部，4~6 小时 / 次。推拿手法：①补脾经：屈曲患者拇指，医生用拇指螺纹面从患者拇指桡侧缘由拇指指尖推向指根，200 次 / 日，每次 5~8 分钟。②清大肠：医生一手对患者食指进行固定，另一手用拇指螺纹面从患儿食指桡侧缘由虎口直推向食指指尖，100 次 / 天，每次 3~4 分钟。③揉板门：患者手掌向上，医生一手固定患者手掌，另一手用拇指螺纹面按揉其大鱼际平面，200 次 / 天，每次 4~6 分钟。④顺运内八卦：患者手掌向上，医生一手固定患儿 4 指，并用拇指按住患者离宫，另一手用食、中指将患者拇指夹住，由乾宫运向兑宫，200 次 / 天，每次 3~4 分钟。⑤揉腹：患者取仰卧位，医生用手掌面顺、逆时针往返揉腹，100 次 / 天，每次 5~8 分钟。⑥拿肚角：患者取仰卧位，医生用拇、食及中指深拿肚角，3~5 次 / 天。

【适应证】湿热型婴幼儿轮状病毒肠炎。

【注意事项】推拿手法要轻柔。

【出处】《白求恩医学杂志》2016，14（05）：657.

3.穴位贴敷法

处方 265

炒苍术 60g，丁香 20g，炒羌活 40g，山楂 30g，诃子 30g，肉桂 20g。

【方法】将上述药物研磨成极细粉末并过筛，取药粉适量，用食醋及蜂蜜调成糊状，外贴于患儿神阙穴，12 小时后揭去药贴，每日 2 次，3 天为 1 个疗程。

【适应证】小儿轮状病毒肠炎。

【注意事项】穴位贴敷时间不宜过长，注意观察贴敷部位皮肤。

【出处】《河南中医》2019，39（02）：295.

4.中药经穴脉冲法

处方 266

木香、白果、乌梅、五味子、泽泻、生姜、山药。

【方法】将经穴脉冲治疗仪的 2 个电极片通过 2 个耦合贴片（耦合贴片药方中含木香、白果、乌梅、五味子、泽泻、生姜、山药）直接作用于神阙穴和大肠俞穴，1 次 / 天。7 天为 1 个疗程。

【适应证】婴幼儿轮状病毒肠炎。

【注意事项】注意观察穴位皮肤变化。

【出处】《西部中医药》2016，29（06）：118.

二、非药物外治法

1. 推拿法

处方 267

【操作】推拿手法以健脾化湿消导为原则。①患者仰卧位，推拿者以右手掌按患者腹部，以脐为圆心顺时针方向按摩腹部 10 分钟，要求力量和温热感能深透入里。②患者俯卧，取其左手，分别采用补脾经、运土入水、运内八卦、清大小肠各 150 次。③以右手中指按揉龟尾 150 次。④双拇指交替推上七节骨 150 次。⑤自下而上捏脊 6 遍。每天推拿 1 次，每 16 分钟，3 天为 1 个疗程。辨证加减：粪色深黄、味腥臭之湿热泻加推六腑 150 次；粪色淡白、味不重之寒湿泻加推左手三关 150 次。

【适应证】儿童轮状病毒肠炎。

【注意事项】推拿手法应轻柔。

【出处】《江苏医药》2018，44（01）：108.

2. 艾灸法

处方 268

神阙穴。

【操作】患者平卧，暴露脐部，点燃艾条在距离神阙穴 3cm 处回旋灸 20~30 分钟。每日灸 2 次。

【适应证】寒湿型小儿轮状病毒肠炎。

【注意事项】小儿皮肤稚嫩，为避免烫伤，医生可用拇指、食指分开，放在神阙穴的两侧，以手指的感觉来测知患儿肚脐的受热程度，并随时调节施灸的距离。一般灸至皮肤潮红为度。

【出处】《中国乡村医药》2013，20（24）：52.

综合评按：病毒性胃肠炎病情较复杂，治疗本病当内外并举，中药灌肠、艾灸、推拿疗法等中医外治法在治疗本病方面发挥了独特的优势。然而本病多为急症，若患者腹泻、呕吐等情况明显，应先辨别病情轻重，积极寻求中西医结合治疗，以免耽误病情。

第二十四节 肠道寄生虫病

寄生虫在人体肠道内寄生而引起的疾病统称为肠道寄生虫病。常见的有原虫类和蠕虫类（包括蛔虫、钩虫、蛲虫、绦虫、鞭虫、阿米巴、贾第虫、滴虫等）。肠道寄生虫的种类多，在人体内寄生过程复杂，引起的病变并不限于肠道。依据感染寄生虫的种类和部位以及人体宿主的免疫状况，临床症状和体征各异。大多数肠道寄生虫感染与当地的卫生条件、生活习惯、健康意识、经济水平和家庭聚集性等因素有关。自然界的气温、雨量以及人们的生产和生活习惯是流行病学上的重要的因素。粪便中寄生虫卵及原虫的检查是我们常用以诊断肠道寄生虫病的方法和重要依据，它既能观察寄生虫的感染情况，考核抗寄生虫药物的疗效，也是进行这些寄生虫病流行病学调查的一种重要手段。

一、药物外治法

1. 药物灌肠法

处方 269

灌肠药物：白头翁、甲硝唑片、消旋山莨菪碱注射液。

【方法】将白头翁 30g 加水煎汤至 100ml，配以甲硝唑片 0.8g（研碎）、消旋山莨菪碱注射液 10~20mg 灌肠，每晚睡前 1 次，灌肠保留 2 小时以上。

【适应证】阿米巴虫病。

【注意事项】灌肠手法要轻柔，避免损伤肠道黏膜。

【出处】《中国社区医师》2004，20（05）：39.

2.穴位注射法

处方 270

耳穴：十二指肠、肝胆、肠。体穴：双侧足三里穴。

【方法】由肠道寄生虫引起的腹痛、呕吐以及不完全肠梗阻者，用维生素 K_1 0.1~0.2ml，取耳穴十二指肠、肝胆、肠，每侧注射，或用维生素 K_1 0.5~5mg 双侧足三里穴位注射，每日 3~4 次。

【适应证】肠道蛔虫病所致腹痛。

【注意事项】穴位注射前应常规消毒穴位皮肤。

【出处】《上海针灸杂志》2001，20（01）：34.

综合评按： 由于卫生条件、生活习惯、健康意识、经济水平的改善，肠道寄生虫病现发病率比较低，药物灌肠、穴位注射等中医外治方法可通过杀死寄生虫，促进寄生虫从肠道排除等方式进而达到治疗肠道寄生虫病作用，具有显著疗效。

第二十五节　幽门螺杆菌感染

幽门螺旋杆菌感染是指一种与胃肠疾病发病有关的细菌感染。幽门螺旋杆菌（Hp）常常寄生在胃黏膜组织中，感染后主要引起慢性胃炎、消化性溃疡等疾病，且与胃癌、胃黏膜相关淋巴组织淋巴瘤等疾病有密切的关系。人群普遍易感，且容易反复、交叉感染，主要通过人－人之间口－口，或者粪－口传播。

1.临床诊断

符合以下条件中任何一项均可以确诊幽门螺旋杆菌感染：① ^{13}C 尿素呼气试验或 ^{14}C 尿素呼气试验阳性；②胃黏膜组织快速尿素酶试验或组织学方法检测阳性；③基于单克隆抗体的粪便抗原试验阳性；④未接受过规范抗幽门螺旋杆菌治疗的患者，血清幽门螺旋杆菌抗体检测阳性。

2. 中医分型

（1）肝胃不和型：胃脘胀痛，窜及两肋，遇情志不畅加重，胃中嘈杂，嗳气频繁，泛酸，舌质淡红，舌苔薄白或薄黄，脉弦。

（2）脾胃虚弱（寒）型：胃脘隐痛，喜暖喜按，空腹痛重，得食痛减，畏寒肢冷，倦怠乏力，泛吐清水，纳呆食少，便溏腹泻，舌淡胖、边有齿痕，舌苔薄白，脉沉细或迟。

（3）脾胃湿热型：胃脘灼热疼痛，身重困倦，口干口黏，恶心呕吐，食少纳呆，舌质红，苔黄厚腻，脉滑。

（4）肝胃郁热型：胃脘灼热疼痛，口干口苦，胸胁胀满，泛酸，烦躁易怒，大便秘结，舌质红，苔黄，脉弦数。

（5）胃阴不足型：胃脘隐痛或灼痛，饥不欲食，纳呆干呕，口干，大便干燥，舌质红，少苔，脉细。

（6）胃络瘀阻型：胃脘胀痛或刺痛，痛处不移，夜间痛甚，口干不欲饮，可见呕血或黑便，舌质紫暗或有瘀点、瘀斑，脉涩。

一、药物外治法

1. 穴位贴敷法

🥣 处方 271

延胡索 20g，吴茱萸 15g，桂枝 15g，丹参 15g，干姜 10g，制附子 10g，广木香 10g。

【用法】将上述药材研磨成细粉，并将其混合均匀，以作备用；取纯粮酒（53 度）和鲜姜汁照 1∶50 的浓度进行调配，使中药粉变成糊状，并做成圆饼（直径 20mm），在患者的双侧肺俞、胃俞、神阙、足三里穴以及中脘穴等穴位进行贴敷，然后使用橡皮胶布将其固定，贴敷 4~6 小时之后将其取下，两次贴敷间隔时间为 48 小时，治疗周期为 4 周。

【适应证】脾胃虚寒型幽门螺旋杆菌感染。

【出处】《实用临床护理学电子杂志》2019，4（18）：109.

处方 272

吴茱萸 15g，干姜 10g，白芥子 10g，细辛 5g。

【用法】上药研磨，加入姜汁而成膏状，选取肝俞、脾俞、阴陵泉、关元、气海、太冲穴进行贴敷，每次贴敷 2 小时，1 次 / 天，2 周为 1 个疗程。

【适应证】幽门螺旋杆菌感染相关性胃炎。

【出处】《中西医结合护理（中文版）》2017，3（2）：58-60.

2. 穴位注射法

处方 273

黄芪注射液、当归注射液。

【用法】用 10ml 注射器，5 号针头，吸取上述药液各 4ml 摇匀，胃俞、肝俞穴直刺或斜刺，深度不超过 2cm，足三里穴刺入 2.5~3.0cm，进针后回抽无回血，即可缓缓推入药液，每穴注入 2ml，交替进行，隔日 1 次，3 个月为 1 个疗程。

【出处】《中国针灸》1998，（2）：69-71.

二、非药物外治法

1. 穴位埋线法

处方 274

中脘、胃俞（双）、脾俞（双）、足三里（双）、肝俞（双）。

【操作】患者取舒适、便于医生操作的体位，调匀呼吸。根据操作部位的不同选择适当的线体。对拟操作的穴位消毒后，术者双手戴无菌手套，一手持一次性无菌埋线针或套管针，一手持无菌镊子，夹起事先浸泡在生理盐水中的线体，放入针管的前端，后接针芯，一手拇食指绷紧或捏起进针部位皮肤，一手持针，刺入所需深度。腹部穴位根据局部脂肪层与肌肉层的厚度控制刺入深度。当出现针感后，边推针芯，边退针管，将线体埋入穴位内。同时用消毒棉球按压针孔数秒后贴敷医用胶贴。治疗间隔及疗程根据所选部位对线的吸收程度而定，通常每 2 周治疗 1 次，3 次为 1 个疗程。

【适应证】幽门螺旋杆菌感染相关消化性溃疡。

【出处】《针灸技术操作规范》。

2. 针刺法

处方 275

主穴取中脘、足三里。根据不同证型配穴：脾胃虚寒证：胃俞、脾俞、内关穴；气滞血瘀证：胃俞、脾俞、内关、膈俞穴；肝郁气滞证：胃俞、脾俞、期门穴；肝气犯胃证：内关、太冲穴；脾胃虚弱证：胃俞、脾俞；胃寒证：胃俞、脾俞、内关、公孙穴；胃阴不足证：胃俞、脾俞、内关、三阴交穴；痰湿壅滞证：胃俞、脾俞、内关、阴陵泉、肝俞穴。

【适应证】幽门螺旋杆菌感染相关消化性溃疡上述诸症。

【出处】《中国针灸》2016，36（4）：437-441.

处方 276

针刺中脘、内关、足三里；实证配阳陵泉、期门；虚证配脾俞、胃俞、章门。

【操作】所取穴位处皮肤常规消毒，用 30 号 1.5~3 寸不锈钢毫针，进针得气后随证施以补泻手法，留针 30 分钟，其间每 10 分钟行针 1 次，每日 1 次，4 周为一疗程。

【适应证】幽门螺旋杆菌感染虚证、实证均可辨证取穴应用。

【出处】《中国针灸》2000；26（4）：231-235.

处方 277

主穴：中脘、内关、足三里、公孙。肝胃不和证，加阳陵泉、梁门；胃阴不足证，加脾俞、胃俞、章门。

【操作】上述穴位处皮肤常规消毒，用 30 号 1.5~3 寸不锈钢毫针，进针得气后，实证用泻法，虚证用补法，留针 30 分钟，隔 10 分钟行针 1 次，每日 1 次，疗程 7 天。

【适应证】幽门螺旋杆菌感染相关性慢性胃炎上述诸证均可辨证取穴应用。

【出处】《中国中西医结合杂志》2001，21（11）：821.

🥣 处方 278

第 1 组取内关、足三里；第 2 组取肝俞、脾俞、胃俞。根据中医辨证分型配穴。肝胃不和证，加梁丘、太冲；脾胃湿热证，加丰隆、内庭；脾胃虚弱证，加章门、三阴交；胃络瘀血证，加膈俞、血海；胃阴不足证，加行间、太溪。治疗时选第 1 组腧穴治疗 3 天，第 2 组腧穴治疗 1 天，再取第 1 组腧穴治疗 3 天。

【操作】采用 28 号 2 寸毫针，常规消毒所选腧穴，针刺得气后，实证用泻法，虚证用补法，每 5 分钟行针 1 次，留针 40 分钟。每日治疗 1 次，7 天为一疗程，疗程间隔 1 天。共治疗 2 个疗程。

【适应证】幽门螺旋杆菌感染相关性慢性胃炎上述诸证均可辨证取穴应用。

【出处】《中国针灸》2003，23（4）：213-214.

🥣 处方 279

中脘、内关、足三里、太冲、期门、丘墟。

【操作】采用 28 号毫针，腧穴局部常规消毒，采用平补平泻的手法，进针后以患者有酸、沉、胀、麻感，医者针下有沉紧感为得气。留针 30 分钟，中间行针 1 次，每日 1 次，以 10 次为一疗程，休息 2 天，继续下 1 疗程，共治疗 3 疗程。

【适应证】幽门螺旋杆菌感染的消化性溃疡病。

【出处】《中国针灸》1999，10：601-602.

4. 耳穴压豆法

🥣 处方 280

耳穴：胃、脾、皮质下、神门、交感。

【操作】先用 75% 乙醇消毒耳朵，待干，用探棒在耳朵上相应穴位区域寻找相应穴位敏感点，将贴有王不留行籽的胶布贴在耳朵穴位上，以食指和拇指置于耳穴的正面和背面进行对压，手法由轻到重，每次每穴按压 3~5 分钟，至出现酸、麻、胀、痛为"得气"，3 次 / 天，可两耳交替，2 周为 1 个疗程。

【注意事项】用压迫手法刺激耳郭相应的穴位，以达到疏通经络、调和气血、疏肝解郁、调节阴阳的作用。

【适应证】幽门螺旋杆菌感染相关性胃炎。

【出处】《中西医结合护理（中文版）》2017，3（2）：58-60.

综合评按：幽门螺旋杆菌感染是目前胃肠道疾病常见的细菌感染，该菌感染会导致多种疾病，最密切相关的为胃及十二指肠溃疡、慢性胃炎，西医根据其特点制定出相应的治疗方案，但随着该菌耐药率越来越高，彻底根除率不理想，中医辨证论治结合西医治疗能够得到很好的疗效。随着研究的深入，中医外治法在治疗幽门螺旋杆菌感染中的作用也逐渐突显出来，但目前无权威的相关数据及文献指导如何规范用药，医师可根据临床具体情况选择，无论内治法还是外治法，应该根据辨证选择合适的方案。

第二十六节　痢疾（细菌性痢疾、阿米巴痢疾）

痢疾是以大便次数增多，腹痛，里急后重，痢下赤白黏冻为症状。是夏秋季节常见的传染病。主要病因是外感时邪疫毒，内伤饮食不洁。病位在肠，与脾胃有密切关系。病机为湿热、疫毒、寒湿结于肠腑，气血壅滞，脂膜血络受损，化为脓血，大肠传导失司，发为痢疾。本节讨论的内容以西医学中的细菌性痢疾、阿米巴痢疾为主，而临床上溃疡性结肠炎、放射性结肠炎、细菌性食物中毒等出现类似本节所述痢疾的症状者，均可参照本病辨证论治。

1. 临床诊断

以腹痛，里急后重，大便次数增多，排赤白脓血便为症状。暴痢疾起病突然，病程短，可伴恶寒、发热等；久痢疾起病缓慢，反复发作，迁延不愈；疫毒痢病情严重而病势凶险，以儿童为多见，起病急骤，腹痛、腹泻尚未出现之时，即有高热神疲，四肢厥冷，面色青灰，呼吸浅表，神昏惊厥，而痢下、呕吐并不一定严重。多有饮食不洁史；急性起病者多发生在夏秋之交，久痢四季皆可发生。

2. 中医分型

（1）湿热痢：腹痛，下痢赤白，里急后重，肛门灼热，小便短赤，舌红苔腻，脉滑数。

（2）疫毒痢：壮热口渴，头痛烦躁，腹痛，下痢脓血，里急后重，甚则昏迷，舌质红绛，苔黄燥，脉滑数。

（3）寒湿痢：痢下赤白黏冻，白多赤少，伴有腹痛，里急后重，中脘满闷，饮食无味，头身困重，舌质淡苔白腻，脉濡缓。

（4）虚寒痢：久痢不愈，腹部隐痛，口淡不渴，食少神疲，畏寒肢冷，舌质淡，苔薄白，脉细弱。

（5）休息痢：下痢时发时止，日久不愈，发作时便下脓血，里急后重，腹部疼痛，饮食减少，倦怠怯冷，舌质淡，苔腻，脉细。

（6）噤口痢：痢下赤白，里急后重，腹疼绵绵，饮食不进，食则呕，舌苔腻，脉濡。

一、药物外治法

1. 中药灌肠法

处方 281

白头翁、苦参、银花、黄柏、滑石各 60g。

【用法】上药加清水，浓煎成 200ml，先给患者作清洁灌肠后，再以药液灌肠，灌肠后应静卧休息，每天 1 次，连续 3 天。

【适应证】湿热痢、疫毒痢。

【出处】黄宗勖编. 常见病中草药外治疗法［M］. 福州：福建科学技术出版社，1986.06.

处方 282

淫羊藿 15g，附子 10g，乌药 15g，刺猬皮 10g，降香 10g，赤石脂 15g，禹余粮 15g，硇砂 10g，煨肉豆蔻 15g，五倍子 10g，石榴皮 10g。

【用法】上药加清水，浓煎成 200ml，先给患者作清洁灌肠，再以药液灌肠，灌肠后应静卧休息，每天 1 次，连续 3 天。

【适应证】虚寒痢、休息痢。

【出处】《中国民间疗法》2014，22（12）：25.

2. 薄贴法

处方 283

肉豆蔻 30g，木通 120g，泽泻 60g，猪苓 60g，苍术 60g，良姜 60g，厚朴 60g，肉桂 60g。

【用法】上药各以香油 2500ml 炸枯去渣，入黄丹熬搅收膏，贮于瓷器中备用。用时取适量药膏，平摊纸上（纱布），贴于脐中，外用胶布固定。每日 1 次，7~10 次为 1 疗程。

【适应证】寒湿痢、虚寒痢。

【出处】王光清等编著. 中国膏药学［M］. 兰州：甘肃人民出版社，1962.08.

处方 284

白术、厚朴、陈皮、甘草各 32g，木香、槟榔各 15g，桃仁、黄连、茯苓、党参、当归、生姜、发团各 15g。

【用法】上药各以香油 2500ml 炸枯去渣，入黄丹熬搅收膏，贮于瓷器中备用。用时取适量，平摊纸上（纱布），贴于脐中，外用胶布固定。每日 1 次，7~10 次为 1 疗程。

【适应证】噤口痢、疫毒痢。

【出处】（清）吴师机著. 理瀹骈文［M］. 北京：人民卫生出版社，1955.

处方 285

白头翁 9g，黄连 6g，黄柏 9g，秦皮 10g。腹痛较剧者加木香，大便血多加地榆炭。

【用法】药物研成粉末，取 0.4g，摊在铜钱大小的药贴上，贴于神阙穴，每日 2 次。

【适应证】湿热痢及疫毒痢。

【注意事项】敷药时，若皮肤起泡、红肿、瘙痒过敏者禁用。

【出处】贾一江等主编. 当代中药外治临床大全［M］. 北京：中国中医药出版社，1991.04.

🥣 处方 286

久痢丸：马钱子3个，母丁香24粒，麝香0.3g（可用冰片或樟脑代替）。

【用法】马钱子放砂子内炒黄，候冷，和丁香共研为细末，过筛；再和麝香混合研极细粉，开水调膏，如豌豆大，敷神阙、脾俞、止泻穴位处。外用胶布固定。每日1次，一般7~10次即可见效。

【适应证】虚寒痢、休息痢。

【出处】张建德编著. 中医外治法集要［M］. 西安：陕西科学技术出版社，1989.12.

🥣 处方 287

噤痢膏：猪牙皂6g，细辛27g，大葱100g，田螺2个，神曲12g。

【用法】先将猪牙皂、细辛、神曲烘干，研为细末；再和大葱、田螺肉共捣成膏；用药膏适量，纱布包裹，压成饼状，敷神阙穴；然后用纱布覆盖，胶布固定，药干即换。病愈停用。

【适应证】噤口痢、湿热痢。

【出处】张建德编著. 中医外治法集要［M］. 西安：陕西科学技术出版社，1989.12.

3. 熏洗法

🥣 处方 288

乌梅580g。

【用法】用清水煎汤，将药汁倒入盆内，先乘热气熏肛门，温度降至45~50℃时，用药汁坐浴，清洗肛门。每日1次，连用3~5天即见效。

【适应证】噤口痢、休息痢。

【出处】李超，等.《中医外治法类编》［M］. 武汉：湖北科学技术出版社，1987.

🥣 处方 289

黄芪、防风、枳壳各 50g。

【用法】上药以清水煎汤，将药汁倒入盆内，先乘热气熏肛门，温度降至 45~50℃时，用药汁坐洗肛门。每日 1 次，连用 3~5 天即见效。

【适应证】虚寒痢、寒湿痢。

【出处】李超，等.《中医外治法类编》[M]. 武汉：湖北科学技术出版社，1987.

4. 药包热敷法

🥣 处方 290

苍术 15g，藿香 15g，陈皮 15g，半夏、青皮、桔梗、枳壳、苏叶、厚朴、甘草各 15g，生姜、葱白各 9g，晚蚕沙 60g。

【用法】将上药打碎和匀，炒烫后装入布袋，扎紧袋口，乘热将药袋置于神阙穴，药袋冷则更换，每日 2 次，每次 30 分钟，5~7 天为 1 疗程。

【适应证】虚寒痢、寒湿痢、休息痢。

【出处】刘道清主编. 中国民间疗法 [M]. 郑州：中原农民出版社，1987.12.

5. 穴位贴敷法

🥣 处方 291

吴茱萸 20g。

【用法】研为细末，过筛，醋调成膏，敷神阙和双涌泉穴。

【适应证】湿热痢、疫毒痢。

【出处】贾一江等主编. 当代中药外治临床大全 [M]. 北京：中国中医药出版社，1991.04.

🥣 处方 292

胡椒、绿豆各 3g，大枣 1 枚。

【用法】前 2 味共研为细末，过筛，用熟枣肉调成膏，纱布包裹，敷神阙、脾俞穴。每日 1 次，一般 3~5 日可见效。

【适应证】虚寒痢、休息痢。

【出处】贾一江等主编．当代中药外治临床大全［M］．北京：中国中医药出版社，1991.04.

处方 293

生姜 1.5g，硝石 1g，牛黄 15g，雄黄 25g，硼砂 13g，冰片 15g，珍珠 15g，麝香 1.5g。

【操作】将诸药共研为细末，装瓶贮备。每次用药末 0.6g，纳于神阙穴，上置艾炷灸 3~5 壮。每日 1 次。

【适应证】湿热痢、疫毒痢。

【出处】张建德编著．中医外治法集要［M］．西安：陕西科学技术出版社，1989.12.

处方 294

巴豆霜 0.9g，胡椒 3g，五灵脂 6g，乳香、没药各 3g，麝香 0.3g。

【操作】将诸共研为细末，装瓶贮备。取药末适量，填满神阙穴，外盖胶布，再加热敷，每次 30 分钟，1 日 2 次。2~3 天换药 1 次。3~5 次可见效。

【适应证】各类痢疾，尤以虚寒痢、休息痢更佳。

【出处】张建德编著．中医外治法集要［M］．西安：陕西科学技术出版社，1989.12.

6. 太乙神针灸法

处方 295

中脘、气海、神阙、足三里、天枢。

【操作】将麝香 3g，硫黄、乳香、没药、木香、桂枝、杜仲、枳壳、皂角刺、细辛、川芎、羌活、雄黄、苍术、白芷各 6g，艾绒 30g 研极细末，艾绒调和均匀，备用。按针刺常规取穴：中脘、气海、神阙、足三里、天枢。将细软绵绒三四层，平铺于板上，艾绒 15g，药末 15g，匀撒于纸上，卷成 20cm 长，直径 3cm 的针管，愈紧愈好，一端以绒绳扎口，一端以牛皮纸封固，制成后备用。施灸时将针在火上燃烧，按上所定穴位，放上布垫，针置布上，使热力由皮肤而达肌腠，使药力由经络而达病所。温度以患者耐受为宜。每穴灸 10~15 分钟，每灸 5~7 次为度，1 日 1 次。5~7 日为 1 疗程。

【适应证】各类痢疾，尤宜虚寒痢、休息痢。

【出处】《中医外治法大全》。

二、非药物外治法

1. 艾灸法

处方 296

足三里、天枢、上巨虚、气海为主穴，疫毒痢加曲池、内庭、合谷、神阙；湿热痢加阴陵泉、内庭、合谷；虚寒痢加关元、神阙；噤口痢加内关、中脘；休息痢加脾俞、胃俞、肾俞。

【操作】每次取穴 3~5 个，每日施灸 2~3 次，每穴 5~7 壮，可用艾条悬灸。

【适应证】疫毒痢、湿热痢、噤口痢、休息痢。

【出处】章逢润，耿俊英，等.《中国灸疗学》[M]. 北京：人民卫生出版社，1989.

2. 隔蒜灸法

处方 297

关元、气海。

【操作】取关元、气海为主穴，配阿是穴（即气海穴旁开各 4 寸）。将洗净的独头大蒜，切成 2.5~3mm 厚的 4 片，分别放在 4 处穴位上，将艾卷点燃，在蒜片上熏灼，以轻微灼痛感为妥。每穴每次灸 5~7 分钟，按病情每日 4~6 次。

【适应证】湿热痢。

【出处】《陕西中医》1985，（2）：78.

综合评按:《黄帝内经》称本病为"肠澼""赤沃"，对其病因及临床特点作了简要的论述，指出感受外邪和饮食不节是两个致病的重要环节。《素问·太阴阳明论》说："食饮不节，起居不时者，阴受之……入五脏则满闭塞，下为飧泄，久为肠澼。"《素问·至真要大论》又说："少阴之胜……呕逆躁烦，腹满痛溏泻，传为赤沃。"严用和《济生方》首创"痢疾"病名。

"今之所谓痢疾者，古所谓滞下是也"。中药外治法治疗痢疾，无论是预防与治疗都有显著效果。从近年临床和有关资料看，中药外用治疗痢疾，不仅符合辨证论治要求，而且毒性小，副作用少。

本文所选诸法，艾灸、隔药灸、神针灸等法，使药物通过穴位经络，由表入里达到治疗目的；灌肠、熏洗法，直达病所，收效快；穴位注射，兼有药物针刺的双重性；薄贴、贴敷、热熨等法廉、便、效、验，根除沉宿、独施其长。其中薄贴剂，携带方便，随时随地可用，轻重皆宜。临床实践，贵在灵活，视其轻重，缓急，或施一法，或多法兼施，必能效若桴鼓。对病情危笃，或使用外治疗法不佳的患者，应及时配合内服药物，或中西医结合治疗，以免延误病情。此外，在治疗的同时，要嘱患者注意避免饮食生冷、辛辣、肥甘之品，起居有常等。

第二十七节　霍乱

霍乱是指夏秋之季，感受时行疫气，疫毒随饮食而入，损伤脾胃，升降失司，清浊相干，临床表现以剧烈而频繁的吐泻、腹痛或不痛为特征的疾病。类似西医之霍乱、副霍乱、急性胃肠炎、细菌性食物中毒等病。属于急性、烈性传染病的前两者又称为真霍乱，以区别于后两病。

1. 临床诊断

本病多发于夏秋季节，突然起病，来势凶猛、危险。有暴饮暴食或饮食不洁的病史。临床表现以上吐下泻，腹痛或不痛为特征。

2. 中医分型

（1）寒霍乱：暴起呕吐下利，初起所下带有稀粪，下利清稀，或如米泔，不甚臭秽，胸膈痞闷，腹痛或不痛，四肢清冷，舌苔白腻，脉濡弱。

（2）热霍乱：吐泻骤作，发热口渴，心烦脘闷，吐泻物有腐臭味，腹中绞痛，小便黄赤，舌苔黄腻，脉濡数。甚则转筋拘挛。

（3）干霍乱：卒然腹中绞痛，欲吐不得吐，欲泻不得泻，烦躁闷乱，甚则面色发青，四肢厥冷，头汗出，脉沉伏。

一、药物外治法

1. 穴位贴敷法

处方 298

细辛、白芥子、延胡索、甘遂。

【用法】将细辛、白芥子、延胡索、甘遂等药等份研成粉，由生姜汁配制好后，团成黄豆粒大小药物，用无菌胶布贴敷在中脘、天枢位置。贴敷时间不超过 30 分钟，以皮肤温热发红则可。贴敷需注意患者个人感觉，如不能耐受，则立刻停止。每日 1 次，直至病愈。

【适应证】急性胃肠炎腹部阵发性绞痛，伴恶心呕吐、腹泻、食欲不振者。

【出处】《新中医》2016，05（08）：90-92.

2. 敷脐法

处方 299

上肉桂 0.3g，母丁香 3.6g，硫黄 1.5g，生香附 3.5g，麝香 1.2g。

【用法】上药共研极细末，瓶贮备用。取 3~10g 填脐，外以纱布固定。填药 1 小时后病情即缓解。

【适应证】寒霍乱。

【注意事项】药性峻猛，切忌入口。体虚者、小儿减半，孕妇忌用。

【出处】谭支绍编著. 中医药物贴脐疗法［M］. 南宁：广西科学技术出版社，1989.08.

处方 300

大蒜 3 瓣，食盐 1.5g。

【用法】上药共研极细末，瓶贮备用。取 3~10g 填脐，外以纱布固定。填药 1 小时后病情即缓解。捣烂成泥敷脐，覆以纱布胶布固定。以上每日换药 1 次，3 天为 1 疗程。

【适应证】寒霍乱。

【出处】李超，等.《中医外治法类编》[M]. 武汉：湖北科学技术出版社，1987.

3. 药包热敷法

🥣 **处方 301**

苍术、藿香、陈皮、半夏、青皮、桔梗、干枳壳、苏叶、厚朴、甘草各 15g，晚蚕沙 60g，生姜、葱白各 9g。

【用法】上药炒热后装布包内，热熨脐下。每日 3 次，3 日为 1 疗程。

【适应证】霍乱吐泻、腹痛属寒性者。

【出处】李超，等.《中医外治法类编》[M]. 武汉：湖北科学技术出版社，1987.

4. 盐包热熨法

🥣 **处方 302**

食盐适量。

【用法】食盐炒热，包熨其心腹令气透，或熨其背，可使手足逆冷转暖。每次 10 分钟，每日 3 次，3 日为 1 疗程。

【适应证】寒霍乱。

【出处】沈全鱼主编；王复光等编写. 实用中医内科学[M]. 北京：中医古籍出版社，1989.09.

🥣 **处方 303**

食盐 12g，吴茱萸 30g。

【用法】炒热，包熨脐下，可使腹中热有汗，寒邪可散。均适用于寒霍乱。每次 10 分钟，每日 3 次，3 日为 1 疗程。

【适应证】寒霍乱。

【出处】李超，等.《中医外治法类编》[M]. 武汉：湖北科学技术出版社，1987.

二、非药物外治法

1. 隔药灸法

处方 304

神阙穴。

【操作】淡豆豉 10 粒，川黄连 3g，巴豆 3g 碾末，加姜汁适量调和如厚泥状，捏成圆形如五分硬币稍大较厚药饼，备用。先滴 1~2 滴姜汁于神阙穴，再放药饼，并取艾炷灸 10 分钟。每日 1 次，直至病愈，一般 3 日为 1 疗程。

【适应证】热霍乱。

【出处】谭支绍编著. 中医药物贴脐疗法［M］. 南宁：广西科学技术出版社，1989.08.

处方 305

神阙穴、天枢穴。

【操作】先用 75% 乙醇棉球将患者脐孔消毒，然后将食盐放入脐孔，以填平为度，上置厚 0.3cm×0.4cm 鲜姜片 1 枚（姜片以三棱针扎数个小孔），将枣粒大小艾炷置于姜片上点燃灸之，候艾炷徐徐燃至将尽时，另换 1 壮再灸。如感到灼痛时可移至天枢穴灸之。一般灸 3~8 壮（视病情而定）。病愈则止。

【适应证】急性胃肠炎吐泻者。

【出处】《中国针灸》2002，11（11）：24.

2. 耳穴压豆法

处方 306

耳尖为主穴，脾和大肠为配穴。

【操作】将 75% 乙醇浸泡过的王不留行籽置于 0.5cm×0.5cm 的胶布中央，贴压于上述耳穴上。双耳同贴，症状重者前后对贴。用直压法或揉按法，强刺激，以患者腹痛停止或自觉全身发热出汗为佳。每穴 5 分钟以上。每日 1 次，直至病愈。

【适应证】急性胃肠炎腹痛明显患者。

【出处】《中国针灸》1992，（04）：27.

综合评按："霍乱"本为中医病名，早在《黄帝内经》中已有该名称，后世医家对此多有论述，一般用其指吐泻腹痛为主要表现的疾病，包括西医学中的急性胃肠炎、细菌性食物中毒，甚至肠梗阻之类的急腹症（干霍乱）等。《黄帝内经》中就曾多次使用霍乱这一病名。如《灵枢·五乱》说："乱于肠胃，则为霍乱。"《素问·气交变大论》说："岁土不及，民病飧泄霍乱。"《素问·六元正纪大论》说："太阴所至为中满霍乱吐下。"《汉书》说："闽越夏月暑时，呕泻、霍乱之病，相随属也。"《伤寒论》对霍乱的症状和治疗都有比较系统的阐述，如"呕吐而利，此名霍乱"，目前西医学所说的霍乱弧菌引起的霍乱，随着卫生事业的发展和进步已经逐渐消失了，现在中医所说霍乱主要为上吐下泻伴腹痛如急性胃肠炎这类病症。

患者上吐下泻，有时内服药物存在一定困难，经脐给药及灸法不失为一条有效治疗途径，吴尚先的《理瀹骈文》曾予高度评价。热熨、贴敷诸法，都有利于改善患者症状，静脉补液可以迅速改善患者全身状况，增强机体抗病能力。霍乱起病急骤，病势凶险，内服治疗有时缓不济急。对轻症者，可以单予内服，亦可单用脐疗等法；对重症者，必须内外结合积极救治，以免延误病机。

第二十八节　急性胰腺炎

急性胰腺炎（AP）是多种病因引起的胰酶激活，继以胰腺局部炎症反应为主要特征，临床以急性上腹痛、恶心、呕吐、发热和血清胰淀粉酶增高等为特点，伴或不伴有其他器官功能改变的疾病。大多数患者病程呈自限性，20%~30% 患者临床凶险，总体病死率 5%~10%。急性胰腺炎分为轻症急性胰腺炎（MAP）与重症急性胰腺炎（SAP）两类。SAP 患者胰腺出血坏死，常继发感染、腹膜炎和休克等多种并发症，病死率高达 30%~40%。

根据本病的病因、发病部位及临床特点，应属中医"腹痛""脾心痛""胰瘅"范畴。据《黄帝内经》载："腹胀胸满，心尤痛甚，胃心痛也……痛如以锥针刺其心，心痛甚者，脾心痛也。"其症状的描述与急性胰腺炎的临床表现比较符合。

1. 急性期

（1）肝郁气滞型：主症见中上腹阵痛或窜痛，或向左季肋部、左背部窜痛；腹胀、矢气则舒，可无发热；次症见情志抑郁，急躁易怒，善太息，恶心或呕吐，嗳气，呃逆，舌淡红，苔薄白或薄黄，脉弦紧或弦数。

（2）肝胆湿热型：主症见上腹胀痛拒按或腹满胁痛；次症见发热口渴，口干口苦，身目发黄，黄色鲜明，呃逆，恶心，心中懊侬，大便秘结或呈灰白色，小便短黄，倦怠乏力，舌质红，苔黄腻或薄黄，脉弦数。

（3）腑实热结型：主症见腹痛剧烈，甚至从心下至少腹痛满不可近，有痞满燥实坚征象；次症见恶心呕吐，日晡潮热，口干口渴，小便短赤，舌质红，苔黄厚腻或燥，脉洪大或滑数。

（4）瘀热（毒）互结型：主症见腹部刺痛拒按，痛处不移，或可扪及包块，或见出血，皮肤青紫有瘀斑；次症见发热夜甚，口干不渴，小便短赤，大便燥结，舌质红或有瘀斑，脉弦数或涩。

（5）内闭外脱型：脐周剧痛，呼吸喘促，面色苍白，肢冷抽搐；次症见恶心呕吐，身热烦渴多汗，皮肤可见花斑，神志不清，大便不通，小便量少甚或无尿，舌质干绛，苔灰黑而燥，脉沉细而弱。

2. 恢复期

主要有瘀留正伤、肝脾不和、肝胃不和、热灼津伤、胃阴不足型。

一、药物外治法

1. 中药灌肠法

🥣 处方307

生大黄。

【**用法**】生大黄 10~30g，水煎或开水浸泡 100ml，胃管内注入（或精制大黄粉直接胃管注入），保留 1~2 小时，1~3 次／天，3~7 天为 1 个疗程。根据患者病情及大便次数调整大黄剂量。直肠内滴注，每日 2 次。

【注意事项】中药灌肠需注意观察，防止损伤肠黏膜。

【出处】《临床合理用药》2009，2（9）：44–45.

处方 308

人参、麦冬、党参、栀子、元胡、生地、生大黄。

【用法】将上药加水煎至 1000ml，每次 150ml，高位保留灌肠，每日 6~7 次。

【适应证】急性胰腺炎恢复期。

【出处】《牡丹江医学院学报》2014，35（1）：44–45.

处方 309

柴胡 15g，黄芩 15g，栀子 15g，厚朴 30g，枳实 15g，赤芍 20g，大黄 20g，芒硝 60g，红花 15g。黄疸重者加茵陈，热盛者加蒲公英和鱼腥草；气滞者加川楝子和木香。

【用法】每剂加水煎成 200ml 药汁，高位保留灌肠，肛管插入肛门 15cm 以上，保留药液 1 小时以上，每天 3~5 次。待肠蠕动恢复、大便通畅、能进流质饮食后停用灌肠。

【适应证】热盛、气滞型急性胰腺炎见黄疸者。

【出处】《辽宁中医杂志》2014，41（10）：2127–2129.

处方 310

大柴胡灌肠液：柴胡、黄芩、白芍、大黄、枳实、半夏。

【用法】上药加水煎至 200ml，肛门灌注，每日 2 次，首次加倍。

【适应证】急性重症胰腺炎。

【出处】《陕西中医》2013，34（6）：731–732.

处方 311

柴胡疏肝散：北柴胡 30g，陈皮、川芎、香附、枳壳、白芍各 20g，甘草 6g。根据患者病情的变化，在此方的基础上辨证加减。气滞较重，胸胁胀痛者，加川楝子、郁金理气化瘀止痛；肝郁日久化热者加用丹皮、山栀子、川楝子清肝泻热。

【用法】上药水煎灌肠，每次 100ml，1 次 / 天，每次保留灌肠 30 分钟。疗程 7 天。

【适应证】急性胰腺炎。

【出处】《北川医学院学报》2019，34（5）：619–620.

2. 中药外敷法

处方 312

芒硝。

【用法】通过大致划定胰腺在的腹部的范围，把芒硝敷于此处，3 次 / 天。

【适应证】急性胰腺炎。

【出处】《临床合理用药》2009，2（9）：44–45.

处方 313

芒硝、金黄散（金黄膏）。

【用法】芒硝、金黄散（金黄膏）腹部外敷，每天 2 次，必要时增加次数。以保护胰腺，减少渗出。

【适应证】急性胰腺炎。

【出处】《临床合理用药》2009，2（9）：44–45.

处方 314

四黄散：大黄、黄连、黄芩、黄柏各等份。

【用法】由大黄、黄连、黄芩、黄柏四味中药按照 1∶1∶1∶1 的比例研磨混合而成。具体制作方法为：每次取 125g 四黄粉用 60~70℃的热水加蜂蜜搅拌成糊状，置透明塑料纸（20cm×20cm）上摊成饼状，厚度 2~3cm，置凉至 40~50℃，以患者耐受为宜，将其敷于腹部痛点最明显处，妥善固定牢固即可，治疗频率为每天 2 次，每次敷药时间为 4~6 小时。待患者腹痛腹胀明显缓解，胃肠功能恢复，肛门排气排便后停用。

【适应证】急性胰腺炎。

【出处】《中医外治杂志》2019，28（6）：32–33.

处方 315

中药膏方组方：柴胡 30g，大黄 20g，炒白芍 30g，黄芩 30g，金钱草 30g，焦山栀 30g，甘草 10g，石膏 60g，鳖甲胶 15g，虎杖 30g，蒲公英 60g，六神曲 60g，炒鸡内金 50g，青皮 15g，炒枳壳 30g，木香 20g。

【用法】①浸泡：膏方的药材，浸泡 12 小时。②煎煮：药材煎煮 6 小时。一开始用大火煎，先煎到沸腾，再改用小火，一边煎一边搅拌去除表面泡沫。6 小时后，过滤取出药液，药渣加冷水再煎。反复 3 次，合并药液。③浓缩、收膏：煎完"三汁"后，静置沉淀，再用 4 层纱布过滤 3 次，尽量减少药液中的杂质。煎出的药液放到小火上煎煮蒸发浓缩，使它逐渐形成稠膏状。④存放：最好使用传统的膏方盛器瓷罐，置于阴凉处存放。中药膏方的应用：中药膏方熬制成后放入大小为 40cm×30cm 布袋中，并平铺于患者中上腹部，每天换药 1 次。

【适应证】急性胰腺炎。

【出处】《现代实用医学》2019，31（2）：199–201.

4. 中药灌肠联合中药外敷法

处方 316

大黄灌肠、芒硝外敷。

【用法】生大黄 30g 泡水 100ml，5 小时，取泡液灌肠，每天 3 次，并以芒硝 50g 碾粉装入 20cm×25cm 的布袋，外敷于胰腺体表投影区和（或）局部炎性包块处，每天 1 次，共 7 天。

【适应证】急性胰腺炎。

【出处】《临床合理用药》2009，2（9）：44–45.

5. 中药外敷联合耳穴压豆法

处方 317

芒硝。耳穴：胰腺、肝、胆、神门、皮质下、交感。

【用法】中药外敷法：选择棉质布袋一般 15cm×25cm，将 500g 无水芒硝装入并碾碎后均匀敷于中上腹部略偏左，待布袋表面有结晶析出或布带潮湿及时去处，一天敷 2 次。耳穴压豆法：准备 5mm×5mm 医用胶布若干片，先在一侧耳郭局部消毒，用胶布将王不留行籽贴于相应穴位，主穴选：胰腺、肝胆、神门、皮质下、交感。用拇指和食指按压耳穴，手法由轻到重，使之产生酸麻胀痛热的感觉，每穴按压 1~2 小时，2~3 次 / 天，3~5 天更换对侧耳郭。

【适应证】急性胰腺炎腹痛、腹胀明显者。

【出处】《齐齐哈尔医学院学报》2015，36（6）：912–913.

二、非药物外治法

1. 针刺法

处方 318

足三里、下巨虚、内关、胆俞、脾俞、胃俞、中脘等。临床尚可酌情选取公孙、神阙、天枢、合谷、章门、气海、内庭、阳陵泉、期门、血海、膈俞、太冲、膻中等穴，以增强疗效。

【操作】一般采用强刺激，也可电刺激。

【出处】《北京中医》2008，27（5）：348–349.

处方 319

足三里、阳陵泉、内关、中脘。

【操作】强刺激，中途若腹痛阵发性加重时捻转 1~4 次，留针 15~30 分钟，每日 1~3 次，剧痛缓解可停刺。

【适应证】急性重症胰腺炎各证型腹痛剧烈者。

【出处】《光明中医》2008，23（4）：437–438.

处方 320

天枢、大肠俞、上巨虚、曲池、合谷、中脘、足三里、内关。

【操作】使用0.3mm的针灸针，取天枢与大肠俞，配上巨虚，疏通腑气；曲池、合谷泻大肠腑气；腑会中脘通降腑气；足三里、内关和胃气，通胃腑，促进胃肠功能恢复，支沟宣通三焦气机。每天 1 次。3 天为 1 个疗程，共治疗 1 个疗程。

【适应证】急性胰腺炎合并胃肠功能障碍者。

【出处】《中医药导报》2017，23（22）：56-29.

2. 耳穴压豆法

处方 321

耳穴：胆区、交感、神门、胰、内分泌。

【操作】上述耳反射区予王不留行籽耳穴压豆治疗。

【适应证】急性胰腺炎。

【出处】《北京中医》2008，27（5）：348-349.

3. 电针法

处方 322

足三里、上巨虚、下巨虚、丰隆、天枢、中脘、支沟、合谷、太冲。

【操作】针刺采用提插捻转法得气，在支沟、天枢、丰隆、太冲穴施泻法，余穴平补平泻。最后在支沟、合谷、足三里、下巨虚通电，采用频率 F=1.6Hz 连续波，适当电流（以舒适耐受为度）。留针 20 分钟。针刺每天 1~2 次（重症胰腺炎，腹胀严重患者早晨和下午各 1 次），5 天为 1 疗程。

【适应证】急性胰腺炎。

【出处】《内蒙古中医药》2015，（8）：131.

处方 323

中脘、足三里、内关、合谷、曲池、天枢。

【操作】嘱患者仰卧，常规皮肤消毒，以直径 0.30mm、长 40~50mm 不锈钢毫针直刺入腧穴，得气后接电针治疗仪，选用连续波，刺激强度以患者耐受为度。每天 2 刺，每次持续 30 分钟，电针治疗以 3 天为一疗程，一般治疗 1~2 个疗程。

【适应证】早期急性胰腺炎并发肠麻痹。

【出处】《中国针灸》2011，31（2）：105-109.

处方 324

双侧足三里、太冲穴

【操作】针刺双侧足三里和太冲穴，得气后连接电针治疗仪，连接一侧足三里、太冲穴，选用连续波，频率 100Hz，刺激量以患者耐受为度。每天

1 次，连续治疗 10 天。

【适应证】急性胰腺炎胃肠功能障碍者。

【出处】《浙江中医药大学学报》2014，38（8）：1016.

综合评按：急性胰腺炎是临床上常见的急危重症之一，急性胰腺炎的西医治疗规范需要禁食水，中医内科治疗受到一定程度上的限制，但外治之法即是内治之法，中医外治能够发挥其独特的功用。以上多种的治疗方法在临床上可以相互协作，且在疾病发展的不同阶段可以选择不同的治疗方式。

第二十九节　慢性胰腺炎

慢性胰腺炎（CP）是指多种原因引起的胰腺局部、节段性或弥漫性的慢性进展性炎症，导致胰腺组织和（或）胰腺功能不可逆的损害。临床表现为腹痛、腹泻或脂肪泻，消瘦，后期可出现腹部囊性包块、黄疸和糖尿病等。本病好发于中年，男性多于女性。

1. 诊断标准

①1 种及 1 种以上影像学检查显示慢性胰腺炎特征性形态改变。②组织病理学检查显示慢性胰腺炎特征性改变。③有典型上腹部疼痛，或其他疾病不能解释的腹痛，伴或不伴有体重减轻。④胰酶（胰蛋白酶、胰淀粉酶和胰脂肪酶）水平异常。⑤胰腺外分泌功能异常。

以上，①或②任何 1 项典型表现，或者①或②疑似表现加③④⑤中任何 2 项可确诊。①或②任何 1 项疑似表现可考虑为可疑患者，需要进一步临床观察和评估。

2. 中医分型

（1）脾胃虚弱型：脘腹胀满或隐痛，劳累或食后加重，倦怠乏力，大便溏薄，食欲不振，纳谷不化，肠鸣辘辘，面色萎黄，消瘦，舌质淡胖或有齿痕，舌苔薄白或厚腻，脉缓或虚弱。

（2）肝胃不和型：脘腹胀满或窜痛，一侧或双侧胁痛拒按，疼痛多与情志不畅相关，恼怒常使病情加重，嗳气、矢气后痛减，患者平素喜怒或抑郁，倦怠乏力，嗳气，纳呆，恶心呕吐，大便干或溏，舌暗苔薄，脉弦细或兼涩数。

（3）脾胃虚寒型：上腹隐隐作痛，喜温喜按，形寒肢冷，手足不温，气短懒言，胁下胀满，纳差，呕逆，面色晦暗少华，便溏或便秘，舌质淡有齿痕，苔薄白，脉沉细弱。

（4）气阴亏虚型：发热，手足心热，腹满，口渴咽干欲饮，全身乏力，气短懒言，消瘦，脐腰隐痛，夜尿多，食少纳差，大便秘结，舌质暗红、有裂纹，少苔，脉沉细或细数。

一、药物外治法

1. 中药灌肠法

处方 325

大黄 30g，芒硝 50g。

【操作】每剂水煎取 150ml，以 50ml 空针管抽取灌肠药物 1 袋（药物温度控制在 39~41℃），连接肛管，患者取侧卧位，暴露肛门，轻轻将肛管插入肛门 10~15cm，缓慢推入 50ml 药物，拔出肛管，卫生纸擦净肛门，嘱患者尽量忍耐，保留药物 1 小时，每 8 小时 1 次，疗程 3 天。

【适应证】慢性胰腺炎发作期，症见腹痛、腹胀、恶心、呕吐者。

【出处】《四川中医》2018，36（6）：108-109.

2. 中药外敷法

处方 326

小茴香 100g，食用盐 200g。

【操作】小茴香、食用盐用三层纱布封包，蒸热敷于中上腹部 30 分钟，每 8 小时 1 次，疗程 7 天。

【适应证】慢性胰腺炎。

【出处】《四川中医》2018，36（6）：108-109.

处方 327

双柏散：大黄 1000g，黄柏 500g，侧柏叶 500g，泽兰 500g。

【操作】打细粉，金银花水或水蜜调和，根据疼痛面积用 50~150g 药粉外敷左上腹或局部炎性包块处，每天 1~2 次。

【适应证】慢性胰腺炎见腹痛者。

【出处】《中华中医药杂志》2019，34（12）：5788-5789.

3. 穴位注射法

处方 328

丹参注射液。

【操作】取丹参注射液 10ml，双侧足三里穴位注射，每次 5ml，隔天 1 次，28 天为 1 疗程。

【适应证】慢性胰腺炎。

【禁忌】饮食易消化，禁酒，避免过饱。

【出处】《陕西中医》2003，24（11）：997-998.

二、非药物外治法

1. 针刺法

处方 329

中脘、上脘、梁门（双侧）、鸠尾、章门（双侧）、阳陵泉（右）、胰腺穴、足三里（双侧）、阴陵泉（双侧）等穴位。肝胃不和型加太冲穴；脾胃虚弱型加气海、太白等；气阴亏虚型内热加内庭等穴位。

【操作】按照针刺前正规消毒程序，中脘、上脘等穴位在腹部直刺 1~1.5 寸，鸠尾用 2 寸针向上脘穴位平刺。下肢部位穴位用 2 寸针直刺 1.5 寸，期间捻针 2~3 次。如果患者体质瘦弱，腹部的穴位可以用 1~1.5 寸的毫针平刺。每天治疗 1 次，每次 40 分钟，6 天为 1 疗程，以平补平泻为主要手法。

【适应证】慢性胰腺炎。

【出处】《辽宁中医杂志》2009，36（1）：111-112.

处方 330

选用足三里、脾俞、肝俞、天枢为主穴，配以曲池、合谷、腹结、公孙、中脘、内关、行间、支沟为辅穴。

【操作】每次先消毒各主穴附近皮肤，分别刺入脾俞、肝俞（以上穴位均向脊柱方向成 45° 斜刺入针）、足三里、天枢，再消毒配穴附近皮肤，依次刺入配穴行间、支沟、曲池、合谷、中脘等穴。入针至各穴应至深度，寻找到明显的气针感后，采用锁针术、弧度刮针法每个穴位以中等强度捻针 30~50 次，获得针感扩散后，留针 30 分钟，每日 1 次，连续治疗 8 周。锁针术及弧度扩针法：针刺穴位附近皮肤常规消毒后，使用 0.35mm×40mm 无菌针灸针刺入各穴位相应深度得气后，以持针柄的手拇指向后迅速将针柄捻动 180°，此时针尖即固定不动，锁针术完成。紧接着用左手扶持固定已锁住的针体右手拇指沿锁针方向，用拇指指腹及食指桡侧面联合动作，由下向上旋转提拉至针柄端，到拇指、食指腹侧对拢为止。

【适应证】肝郁脾虚兼血瘀型慢性胰腺炎疼痛者。

【出处】《针灸临床杂志》2018，34（9）：9-10.

2. 电针法

处方 331

双侧足三里。

【操作】将普通 2 寸针插入双侧足三里穴（外膝眼下 3 寸），电针直刺深度，刺激信号通过多道生理信号采集处理系统输出，为持续性交替的疏密波；每天治疗 1 次，每次 40 分钟，6 天为 1 疗程，以平补平泻为主要手法。

【适应证】慢性胰腺炎腹痛。

综合评按：中医外治法治疗慢性胰腺炎，有方法简便，取效迅捷的特点。在给药途径上，有针灸、外敷、灌肠等多种方法，这些方法，在临证选用时，可一法单独使用，亦可数法并举，务求缓解痛苦。临证务必谨守病机，斟酌选法取方。临床根据具体情况具体分析，可结合内服，或中西医结合，积极治疗。

慢性胰腺炎的中药外治疗法，内容丰富，方法多样，不仅有局部的对症治疗，也有全身的多途径、多方位的给药方法。不仅弥补了口服药的单一方法的不足，也为内服药效果不佳，或不愿接受内服药的患者另辟蹊径，值得大力推广。

第三十节　胰腺癌

胰腺癌是发生于胰腺本身的癌肿，是一种临床表现隐匿、发病迅速、预后不良的消化系统恶性肿瘤。可能与吸烟、饮食、慢性胰腺炎、糖尿病、胃溃疡和胃切除术、胆囊切除术和胆石症、环境污染、遗传因素、基因异常等因素有关。

1. 临床诊断

胰腺癌最常见的首发症状为上腹部不适、隐痛，可以放射至腰背部，严重时夜间不能入睡，前屈体位往往可以使疼痛有所缓解。大多数患者可出现食欲下降及体重减轻。60% 患者可出现无痛性阻塞性黄疸，常进行性加重。晚期胰腺癌患者可出现上腹部肿块腹水、肝转移，伴发糖尿病等。病因归纳起来大三个方面：外因包括风、寒、热、湿、燥等；内因如七情内伤、饮食不调等；体质因素主要指年老体虚、脾肾亏虚等。

2. 中医分型

（1）热毒蕴结型：心下痞硬，或心下满痛，上腹部胀满或积块，质硬痛剧，胸胁苦满，烦闷，身热不退，恶心呕吐，小便黄赤，大便秘结，舌质红，苔黄腻或干，脉弦数且有力。

（2）肝胆湿热型：面目身黄，小便黄赤，恶心呕吐，上腹部胀满不适或胀痛，食欲不振，疲乏无力，胁肋疼痛，口苦口臭，便溏味重，心中懊恼，发热缠绵，口渴而不喜饮，舌红苔黄腻，脉滑数。

（3）脾虚湿阻型：上腹部不适或按之痛减，面浮色白，胸闷气短，纳食减少，或大便溏薄，肢体乏力，甚至面浮足肿，或头眩心悸，舌淡苔薄或白腻，脉濡细或沉滑。

（4）肝阴亏损型：上腹痞满或触及肿物疼痛，烦热口干，低热盗汗，胸胁不舒或疼痛，消瘦纳呆，或鼻衄齿衄，便结溺黄，舌红少苔或光剥有裂纹，脉细弦数或细涩。

一、药物外治法

1. 中药外敷法

处方 332

肝外 1 号方（雄黄、明矾、青黛、皮硝、乳香、没药各 60g，冰片 10g，血竭 30g）。

【用法】共研细粉，每次 30~60g，用醋或猪胆汁调成糊状外敷患处，1日 1 次，每次持续 8 小时。

【适应证】晚期胰腺癌剧痛者。

【出处】周岱翰主编. 中医肿瘤学［M］. 广州：广东高等教育出版社，2007.04.

处方 333

麝香止痛膏。

【用法】外用，贴于患处。

【适应证】胰腺癌疼痛者，特别适用于以胀痛、刺痛为主者。

【出处】《辽宁中医杂志》1985，（04）：30-31.

处方 334

莪术 30g，生黄芪 50g，老鹳草 30g，铁树叶 30g，玄明粉 20g。

【方法】上药研末后以适量蜜、醋调敷于中上腹相应皮肤 6 小时，每日 1 次，疗程 1 个月。

【适应证】胰腺癌晚期。

【出处】《江苏中医药》2013，45（4）：36-37.

处方 335

外敷药：乳香、白花蛇舌草、生蒲黄各适量。

【用法】研末后以蜜、醋调敷于中上腹部相应皮肤 4~6 小时，每日 1 次，

7天为一个疗程。一个疗程后停用3天，进入第2疗程，2个疗程为1个周期；1周期后停敷1个月，共用2~3周期。

【适应证】胰腺癌结块疼痛者。

【出处】《中国中医急症》2005，14（7）：627-628.

处方336

芒硝、雄黄、明矾、青黛、乳香、没药各60g，血竭30g，冰片10g。

【用法】上药共研为细末，每取60g，以米醋或猪胆汁调为糊状外敷，每天1次，每次用药8小时。

【适应证】胰腺癌疼痛者。

【出处】《华夏医学》1998，11（3）：98.

2. 敷脐法

处方337

身痛逐瘀汤：秦艽3g，川芎6g，桃仁9g，红花9g，甘草6g，羌活3g，没药6g，当归9g，五灵脂6g，香附6g，牛膝9g，地龙6g。

【用法】上药打成粉末，加白醋调配，制作成直径20mm，厚度3mm的圆形药饼，外敷于肚脐，并使用活血止痛膏外贴进行牢固，每次6小时，每日1次。治疗1周为一个疗程。

【适应证】胰腺癌疼痛者均适用。

【出处】《神阙穴中药贴敷疗法治疗癌性疼痛的临床研究》。

3. 穴位贴敷法

处方338

丁香、木香、延胡索、干姜、细辛。

【用法】上药打粉，用白醋将药末适量调匀，平铺于纱布上并外敷穴位，多选胃之募穴中脘及上脘、下脘、神阙等穴，1天2次。疗程为4周。

【适应证】胰腺癌术后胃瘫患。

【出处】《北京中医药大学学报（中医临床版）》2012，06：41-42.

二、非药物外治法

1. 针刺法

🥣 处方 339

阳陵泉、足三里、胆囊穴、中脘、丘墟、太冲、胆俞。痛较甚者，加用足三里、中脘穴位，痛剧加合谷；黄疸较重者，可选胆囊穴、胆俞、阳陵泉；高热加曲池；恶心、呕吐加内关等。

【操作】选择合适体位，选用1.5寸针灸针，单手快速将针尖浅刺入皮肤，再缓慢进针，得气后，平补平泻捻转行手法5秒，行针20分钟。1次/天，1周内针刺5次，周末休息。

【适应证】胰腺癌症见腹痛、黄疸、呕吐者。

【出处】周岱翰主编. 中医肿瘤学［M］. 广州：广东高等教育出版社，2007.04.

2. 耳穴压豆法

🥣 处方 340

耳穴：耳中（膈）、神门。

【操作】选取籽粒圆润饱满、质硬光滑，直径 1.0~1.5mm 大小的王不留行籽，放置乙醇中浸泡。耳穴位选耳中（膈）、神门，双侧耳穴均可选择，一般情况下只选择一侧耳穴，如重症可选择双侧对称同穴。治疗方法先用乙醇充分消毒整个耳郭，用镊子夹住王不留行籽放置于穴位处，然后用一块小胶布粘贴固定好。

【适应证】胰腺癌顽固性呃逆。

【注意事项】注意耳及耳郭局部要严格消毒，王不留行籽一定要粘贴固定好，并嘱患者轻轻按压埋穴处隔日更换一次，埋籽时间不宜超过48小时，以防局部感染。

【出处】《黑龙江医药》2009，06（104）：903-904.

3. 体针联合耳揿针法

处方 341

耳揿针：神门、交感、胰胆、阿是穴。体针：胰俞、三焦俞、足三里、阳陵泉。

【操作】耳揿针为单侧取穴，3 天后更换至对侧耳穴；体针为双侧取穴。手法：耳穴用揿针，先用探棒寻找穴位敏感点，接着将患者局部皮肤用碘酊严格消毒，迅速压针。体穴选用 1.5 寸针灸针，单手快速将针尖浅刺入皮肤，再缓慢进针，得气后，平补平泻捻转行手法 5 秒，行针 20 分钟。1 次 / 天，1 周内针刺 5 次，周末休息。

【适应证】胰腺癌疼痛剧烈者。

【出处】《中国全科医学》2013，16（6A）：1923-1924.

处方 342

耳穴选取阿是穴。体穴选取神门、交感、胰胆、阿是穴、胰俞、三焦俞、足三里、阳陵泉。

【操作】神门、交感、胰胆、阿是穴为单侧取穴，3 天后换对侧耳穴，胰俞、三焦俞、足三里和阳陵泉为双侧取穴。耳穴选用耳揿针，用探棒寻找敏感点，用碘酊消毒局部皮肤，迅速压针。体穴选择 1.5 寸针灸针，单手将针尖潜刺入皮肤，缓慢进针，得气后，平补平泻捻转行手法，行针 20 分钟，每日 1 次，每周 5 次。

【适应证】胰腺癌疼痛兼抑郁者。

【出处】《世界最新医学信息文摘》2015，15（101）：29-30.

综合评按：胰腺癌的规范诊治主要依靠西医，但对于许多不能耐受西医治疗的患者来说，中医治疗为其主要选择的治疗方法，中医治疗在提高患者生活质量、延长生存期等方面有独特的优势。许多胰腺癌终末期的患者，因癌肿的侵犯会引起消化系统各种不适，且难以进食，并伴有不同程度的疼痛，中医外治法可以弥补内治法不足，在一定程度上缓解患者的痛苦，在临床上可以配合使用。

第三十一节　腹膜炎

自发性细菌性腹膜炎

自发性细菌性腹膜炎（SBP）又称原发性细菌性腹膜炎，是指病患腹内脏器无穿孔或破裂现象出现细菌感染性腹膜炎的病症，其是肝硬化患者最常见及最严重的并发症之一。

2000 年国际腹水学会（IAC）SBP 的诊断标准如下。

（1）入院时具有下列任何一项即可诊断：①局部腹膜表现（腹痛、呕吐、腹泻、肠梗阻）；②全身感染表现（发热、WBC 增多、脓毒症休克）；③无明确诱因的肝性脑病；④无明确原因的急进型肾功能损害；⑤未予抗生素预防用药的胃肠道出血。

（2）腹水 PMN>2.5 × 10^9/L，或血性腹水 PMN 与 RBC 比值为 1∶250。

（3）床边用血培养瓶做腹水接种培养，量不少于 10ml；同时进行血培养。

中医学并无此病名记录，但依据其临床表现可归属于鼓胀的范畴。中医辨证分型大致有四型：水湿内阻型、湿热内蕴型、肝肾阴虚型、脾肾阳虚型。

1. 中药灌肠法

🥣 **处方 343**

赤芍 30g，丹参 30g，生大黄 30g，厚朴 15g，枳实 20g。生大黄的煎制方法根据患者症状及大便情况，采用后下或者同下，有阳明腑实证时采用后下。

【用法】将上药水煎至 150ml 中药液，加温至 39~40℃，用一次性 100ml 注射器抽取温热灌肠液，连接 14 号肛管，用起润滑作用的液状石蜡涂抹于肛管前端，嘱患者取舒适体位，尽可能使臀部抬高 20cm，将润滑好的肛管插入直肠 20~25cm，缓慢推注灌肠液，注射结束后捏紧肛门，缓慢拔出肛管，尽可能避免药液流出，嘱咐患者尽量保留药液至 30 分钟。

【适应证】湿热瘀结型自发性细菌性腹膜炎。

【注意事项】插入肛管手法应轻柔，以免擦伤黏膜，灌肠前让患者排空大便，必要时可先行清洁灌肠。

【出处】《广西中医药大学硕士学位论文 2018 届》，周莹。

处方 344

生大黄、生地、厚朴、赤芍、蒲公英、茵陈。

【用法】上药浓煎至 100ml 装袋制成灌肠液。将灌肠液加热至 37~40℃，注入一次性灌肠袋内，患者取单侧膝胸卧位，输液器连接灌肠袋并排气，关闭调节器，将输液器针端剪掉，并用液状石蜡润滑，缓慢插入肛门15~20cm，将药液 20 分钟滴完，每周保留灌肠 5 次。疗程为 3 周。

【适应证】肝硬化腹水合并自发性细菌性腹膜炎。

【注意事项】插入肛管手法应轻柔，以免擦伤黏膜，灌肠前让患者排空大便，必要时可先行清洁灌肠。

【出处】《北京中医药》2013，14（7）：522–524.

2. 中药外敷法

处方 345

阿魏 9g，硼砂 6g，蓖麻子 16g，松香 36g，芒硝 18g。

【用法】上药共研极细末，上火熬膏 5 分钟，加入干姜、雄黄粉各 15g调匀，摊油纸上备用。贴水分穴上。肝脾大者，可同时贴于肝、脾部位皮肤上。

【适应证】气滞血瘀型自发性细菌性腹膜炎。

【注意事项】敷药时温度要适中，敷药后注意观察，如皮肤过敏，应立即洗去敷料。

【出处】莫文丹，等.《穴敷疗法聚方镜》[M]. 北京：中国医药科技出版社，1988.

3. 脐疗法

🥄 处方 346

水红花 6g，大黄 3g，芒硝 3g，栀子 3g，石灰 3g，酒曲 1 块。

【用法】上药同捣烂，贴于神阙穴，上盖厚布数层，再用茶壶装满开水熨烫。每日 2~3 次，每次 30 分钟或以壶冷为度。

【适应证】气滞湿阻型肝硬化腹水合并自发性细菌性腹膜炎。

【注意事项】谨防开水烫伤。

【出处】《中国民间疗法》2005，42（07）：33–34.

🥄 处方 347

黄芪 10g，桂枝 10g，细辛 10g，商陆 10g，冰片 10g，椒目 10g，草乌 10g，甘遂 10g，大戟 10g，龙葵 10g，王不留行 10g，麝香 1g。

【用法】上述除麝香外中药共研为细末，麝香单研，取一棉签蘸少许陈醋后再蘸 0.25g 麝香，棉签头部及麝香一并敷脐部神阙穴，每次取上述粉末 5g，以蜂蜜调成糊状后敷脐部神阙穴麝香棉签头上方（贴敷前局部贴敷部位消毒），以 5cm×5cm 胶布固定，24 小时后更换 1 次，30 天为 1 疗程。

【适应证】自发性腹膜炎腹水。

【注意事项】贴敷部位消毒。

【出处】《中华中医药学刊》2016，04：1017–1020.

4. 薄贴法

🥄 处方 348

鼓胀消满膏：苍术、白术、香附、当归、苏梗、黄连、栀子、枳实、山楂、木香、槟榔、赤苓、木通、泽泻、生姜。

【用法】上药麻油熬，黄丹收膏。将制好的薄贴贴于气海穴。一般 5~7 天调换 1 次。

【适应证】气滞湿阻型自发性腹膜炎腹水。

【注意事项】贴膏前，将膏药加温融化时，应注意温度适当，过热易烫伤皮肤，温度过低则不易贴敷，皮肤过敏者禁用。

【出处】（清）吴尚先原著；李超整理. 中医外治法简编［M］. 武汉：

湖北科学技术出版社，1977.08.

5. 脐疗法

🥣 **处方 349**

黄芪、党参、白术、丹参、肉桂、薏苡仁、水蛭。

【**用法**】将上药加工为细粉，应用前加水调和成直径 5cm、厚 1cm 圆形药饼。在 20℃的室温下，患者取仰卧位，暴露腹部，用 75% 乙醇棉棒消毒局部皮肤后，先将药饼置于脐部，再将药筒（由草纸和蜡组成，中间空心，高 7cm、直径 2.5cm）置于药饼之上，正对脐中心，在上端点燃，以患者感到温热舒适、无灼痛为度。药筒自然燃烧，燃尽后换第 2 根，每次 10 根，治疗时间 30~45 分钟。每日 1 次，1 个月为 1 疗程，共治疗 1 个疗程。

【**适应证**】阳虚型自发性细菌性腹膜炎。

【**注意事项**】灸后半小时内不用冷水洗手或洗澡，饭后 1 小时内不宜灸；孕妇禁用。

【**出处**】《中国针灸》2014，05：495-498.

综合评按： 自发性腹膜炎以肝硬化腹水引起居多，其病初起，利水即可收效。其多次复发者，利尿效果不佳。况且患者体质羸弱，血水瘀积，往往攻补两难。此时使用外治法以逐水消炎，就可以较少正气损耗，此为内治所不及。敷药之法多用散剂，其药多辛香走窜逐水之品，贴脐以收升降气机，通利三焦水道之效。热熨之法多用活血之药，置于脐部，熨之令药气透入阴寒之地，以收散寒导滞、温阳化水之功。发泡、薄贴，同样置药于脐；淋洗之法，药液洗浴脐周大腹；可见，除穴位注射法外，凡治腹水，莫不施药于脐部，意在斡旋三焦气机，健运脾土，宽肠利水，助阳散寒。外治选药尽管峻猛、走窜，仍可施于羸弱之躯，收逐水消炎之效。

结核性腹膜炎

结核性腹膜炎是由结核分枝杆菌感染引起的一种慢性弥漫性腹膜感染，近年来，由于免疫抑制治疗及艾滋病相关的疾病发病率增加，以及毒品泛滥、滥用药物等原因导致结核病患者明显增加。

据临床表现及结核菌素试验、腹腔镜检查等可诊断本病。诊断依据：①原因不明的发热，持续 2 周以上，伴有盗汗，经一般抗生素治疗无效。②有结核密切接触史或本人有其他肠外结核者。③腹壁柔韧感，有腹水或可触及包块者。④血沉增速，腹水为渗出液者。⑤ X 线、胃肠钡餐检查发现肠粘连等征象者。⑥结核菌素试验强阳性。

中医学认为本病属于中医学"鼓胀""水肿""痰饮"等范畴，系因正气亏虚，痨虫内犯，病久肝脾肾受损，痰湿瘀浊留滞引起气血津液气化不利，治疗需要攻补结合，兼顾扶正杀虫、峻下利水和调和胃气。中医分型一般有气滞湿阻、寒湿困脾、湿热蕴结、肝脾血瘀、脾肾阳虚、肝肾阴虚等证型。

一、药物外治法

1. 中药封包外敷法

处方 350

芒硝 500mg。

【用法】芒硝 500mg 装入布袋外敷于患者脐周部，每天 1 次，15~30 天为 1 个疗程。

【注意事项】注意观察皮肤局部情况。

【出处】《中国农村卫生》2018，12（23）：30-33.

二、非药物外治法

1. 艾灸法

处方 351

神阙、天枢、中脘、梁门、气海穴。

【操作】应用 3 年以上的陈艾条悬灸以下穴位：神阙（肚脐正中央）；天枢（腹部横平脐中，前正中线旁开 2 寸）；中脘（上腹前正中线脐上 4 寸）；梁门（上腹脐上 4 寸，前正中线旁开 2 寸）；气海（下腹前正中线，脐中下

1.5 寸）。

【注意事项】一般空腹、过饱、极度疲劳和对灸法恐惧者，应慎施灸。

【出处】《中国农村卫生》2018，12（23）：30-33.

第三十二节　腹腔脓肿

膈下脓肿

膈下脓肿 90% 以上继发于腹内脏器穿孔、炎症、外伤或腹部手术后。原发膈下脓肿发病率不到 10%。本病死亡率较高，未手术者死亡率 83.8%，手术治疗者 31.4%。膈下脓肿由于位在腹腔内较深，一般查体不易发现，诊断多较晚。

1. 临床诊断

凡腹部炎症、穿孔疾患或腹部手术后出现长时间不能解释原因的发热，均应考虑膈下脓肿可能。本病表现症状因脓肿部位、性质不同而异。发病可能为急性或逐渐发病。在原感染症状基础上有的加重，有的缓解后再发。抗生素治疗可能掩盖症状或使之转变为"慢性"，局部症状及体征较少，易被误诊。脓肿位置在肝上者，胸部症状多为咳嗽、气短、肩痛、呃逆、局部肋间压痛或叩击痛，患侧呼吸音低或有啰音、胸腔积液等。脓肿在肝下者腹部症状多为肋下痛及压痛，12 肋尖压痛指示可能为肝下间隙后位的脓肿。

2. 中医分型

（1）肝气郁结型：胁痛隐隐，每由情绪变化所诱发，伴纳呆、嗳气、脘闷不舒，苔薄，脉弦。

（2）瘀血停著型：胁痛如刺，痛处不移，入夜加剧，胁下或可触及肿块，舌质紫，脉沉涩。

（3）肝阴不足型：胁内隐痛，绵绵不休，口干咽燥，五心烦热，眩晕肢麻，舌红少苔，脉细弦而数。

（4）肝胆湿热型：发热恶寒，胁痛口苦，胸闷纳呆，恶心呕吐，或伴黄疸，小便黄赤，舌红，苔黄腻，脉数。

一、药物外治法

1. 中药外敷法

处方 352

川芎 12g，香附 10g，柴胡 6g，芍药 6g，青皮 6g，枳壳 6g。肝气郁结加夏枯草 30g，钩藤 12g，法罗海 12g；血瘀停著加鸡血藤 20g，桃仁 6g，骨碎补 12g；痰火内蕴加地龙 20g，木香 6g。

【用法】将上药研细，调拌麻油或其他辅料贴于胁肋痛处，或将药物敷于大包、期门、章门穴。

【适应证】胁痛位置较固定者。

【注意事项】及时更换，以免药物干燥，降低药效或引起不适。

【出处】刘光瑞，刘少林著. 中国民间敷药疗法［M］. 成都：四川科学技术出版社，2007.04.

处方 353

白芥子、吴茱萸各等份。

【用法】上药研细末，过筛，水调如糊状，取药糊涂布于章门、京门穴，干后换药，1 日数次。

【适应证】膈下脓肿胁肋部疼痛。

【注意事项】药物干燥后及时更换。

【出处】王肖岩著. 穴位贴药疗法［M］. 长沙：湖南科学技术出版社，1981.06.

2. 湿敷法

处方 354

鲜麻菜 1 棵。

【用法】草药切碎后煎汤，以毛巾或纱布浸药液，趁热湿敷痛处。1日3~4次。每次 20 分钟。

【适应证】膈下脓肿症见胁痛者。

【注意事项】药液不可内服。注意药液温度，以免烫伤。

【出处】中医研究院革命委员会编. 常见病验方研究参考资料［M］. 北京：人民卫生出版社，1970.05.

二、非药物外治法

1. 艾灸法

处方 355

期门、肝俞、支沟、太冲、三阴交。气滞加内关、膻中；瘀血停著加膈俞、阳陵泉；肝络失荣加心俞、关元、筋缩。

【操作】应用艾炷于诸穴，每日灸 1~2 次，每次 3~5 壮。

【适应证】膈下脓肿所致胁痛。

【注意事项】注意保暖，治疗后不宜立即洗澡。

【出处】章逢润，耿俊英，等.《中国灸疗学》［M］. 北京：人民卫生出版社，1989.

综合评按： 膈下脓肿的病因较复杂，其主要表现为胁痛，内服药物治疗，有些病一治可愈，有些病久治尚难治愈。外治法对有很好的疗效，可起到缓解疼痛的作用。敷药于痛处，是最常用的外治方法，疗效比较可靠。要根据辨证结果，选择恰当的药物。灸法以药气温通经穴，效果自不待言。擦洗与湿敷，则均以药液作用于痛处，而擦洗尚有按摩之意，此类药液中不妨加入麻醉药品，达到止痛效果。

盆腔脓肿

盆腔脓肿是临床较为常见的急腹症之一，为盆腔炎性疾病发展所致的严重感染性疾病，可发生于盆腔脓肿各个时期，尤以腹部手术后或行宫腔及阴道部检查后居多，其发病率逐年攀升，若治疗不彻底，炎症易反复发作，严重威胁女性生殖健康。因盆腔脓肿起病较隐匿，故不易引起重视导致病情延误，当疾病进展致脓液形成并积聚于直肠子宫陷凹处则形成盆腔脓肿，一旦破裂，严重者可致广泛性腹膜炎、感染性休克等危及生命。临床关于盆腔脓肿的治疗原则主要为缓解症状及体征，阻断脓液进一步扩散，预防并发症等。

临床症状：主要为急性下腹痛，多伴高热、脉率快，也可无发热及白细胞正常，伴里急后重及膀胱刺激症状等。

体征：①最低标准：宫颈剧痛、子宫压痛，可触及波动的盆腔包块。②附加标准：阴道分泌物增多。直肠指检触及直肠前壁饱满伴触痛或囊实性包块，括约肌松弛，腹膜刺激症状较重。

实验室与超声检查：①血细胞分析可见白细胞及中性粒细胞显著增高，血沉加快。②盆腔脓肿确诊首选 B 超检查。③ CT 及 MRI 检查较昂贵但准确率高，其中 CT 可作为穿刺引导，安全性高且定位精准。

中医分型常见有寒邪内阻证、湿热积滞证、气机郁滞证、瘀血阻滞证、中脏虚寒证。

药物外治法

中药灌肠法

处方 356

红藤 30g，败酱草 30g，蒲公英 30g，丹参 15g，当归 15g，桃仁 15g，白芍 15g，莪术 10g，皂角刺 10g，甘草 6g。

【用法】将上药浓煎成 100ml，药温保持在 40℃左右，保留灌肠，每天 1 次，10 天为 1 疗程，连续用药 2 个疗程。

【适应证】慢性盆腔炎。

【注意事项】插入肛管手法应轻柔，以免擦伤黏膜，灌肠前让患者排空大便，必要时可先行清洁灌肠。

【出处】《河南中医学院学报》2008，23（1）：58–59.

综合评按：盆腔脓肿是临床较为常见的急腹症之一，其发病率逐年攀升，若治疗不彻底，炎症易反复发作，严重威胁女性生殖健康。中药外敷和中药保留灌肠方法均可使局部病灶减少，并促进局部血液循环，改善血运，加速炎症吸收，消除粘连，取得良好的疗效。

肠间脓肿

肠间脓肿是指脓液被包围在肠管、肠系膜与网膜之间的脓肿。原发病因以阑尾炎、腹内空腔脏器穿孔及腹部手术后多见，为腹腔脓肿的一类，单发或多发，病死率高。临床多有腹痛，发热，腹部压痛、伴反跳痛，腹部包块及胃肠道症状，上腹或背部有深压痛、叩击痛，严重时可出现局部皮肤凹陷性水肿，胸、腹腔可有反应性炎症、积液。

肠间脓肿周围有广泛的粘连，常伴不同程度的粘连性肠梗阻，如脓肿穿入肠管或膀胱，可造成内瘘。肠梗阻肠间脓肿时脓腔壁可与肠壁形成广泛性的炎性粘连，可导致粘连性肠梗阻。内瘘脓肿自行穿破入肠管或膀胱可形成肠瘘或膀胱瘘，脓液随大小便排出。

一、药物外治法

1. 薄贴法

处方 357

五神膏：杏仁 30g，玄参 15g，蜂房、蝉蜕各 7.6g，麻油 300ml，黄丹 100g。

【用法】先将黄丹单独研末，备用。次将诸药放入麻油中浸泡半天，倾入锅内，文火熬煎至药炸枯，滤去药渣，取油熬至点水成珠时离火，徐徐加入黄丹，不断搅拌，冷却收膏备用。取药膏适量摊纱布棉垫上，将药膏贴敷在患者脐孔上，外用胶布固定。2 天换药 1 次，10 天为 1 疗程。

【适应证】肠间脓肿的腹痛。

【注意事项】本膏（即五神膏）具有贴脐取泻之效，贴药后患者腹痛急便，随即泻下，此为药效，勿慌。

【出处】刘光瑞，刘少林著. 中国民间敷药疗法 [M]. 成都：四川科学技术出版社，2007.04.

2. 敷脐法

🥣 **处方 358**

滑石粉 6 份、甘草粉 1 份。

【用法】将滑石粉与甘草粉混合拌匀备用。将药粉填满患者脐窝，外加五神膏覆盖，再加胶布固定。每天换药 1 次，7 天为 1 疗程。

【适应证】湿热内蕴型肠间脓肿。

【注意事项】敷脐后如局部有皮疹痒痛，应暂停 3~5 天；如出现局部溃疡，应停止敷脐，改用其他疗法。

【出处】刘光瑞，刘少林著. 中国民间敷药疗法［M］. 成都：四川科学技术出版社，2007.04.

3. 药包热敷法

🥣 **处方 359**

生大黄 30g，元明粉 18g，丹皮 18g，冬瓜仁 18g，生苡仁 30g，败酱草 30g，紫花地丁 24g，桃仁 24g，蒲公英 30g，乳香 10g，没药 10g，附子 1.5g。

【用法】上药共入一纱布袋内，封袋口，置锅内加水 4 碗，文火煎 30 分钟，入白酒，离火，乘温取出，略挤去水，敷痛处，每日数次，病愈止。

【适应证】肠间脓肿腹痛明显者。

【注意事项】热敷的温度应以患者能忍受为度，要避免发生烫伤，对皮肤感觉迟钝的患者尤需注意。

【出处】刘光瑞，刘少林著. 中国民间敷药疗法［M］. 成都：四川科学技术出版社，2007.04.

4. 湿敷法

🥣 **处方 360**

如意金黄散：姜黄 5 份、大黄 5 份、黄柏 5 份、陈皮 3 份、川厚朴 3 份、天花粉 10 份、生南星 3 份、苍术 3 份、白芷 5 份、甘草 3 份。

【用法】上药按比例取适量研为细末，以醋（成人）或茶水（小儿）调成桶状，均匀涂布于肿块区皮肤，用薄膜塑料纸遮盖，以防过于干燥脱水。干后另涂，一般敷 3~5 天即可。

【适应证】湿热蕴结、气机郁滞型肠间脓肿。

【注意事项】在应用湿敷疗法的同时，还可根据病情适当配合熏洗、药物内服等疗法，以增强疗效。

【出处】《实用中西医结合杂志》1989，30（3）：49.

5. 中药灌肠法

处方361

大黄12g，丹皮12g，桃仁12g，冬瓜仁30g，芒硝10g。

【用法】上药泡水1小时，文火煎30分钟（大黄后下），取液200ml作保留灌肠，使药液到达下段肠腔。每日2次，病愈为止。

【注意事项】插入肛管时手法应轻柔，以免擦伤黏膜。如有痔疮者，更应审慎；灌肠液应根据病情保留一段时间，如某些患者不能保留，可采取头低足高仰卧位，灌肠液亦宜减少剂量。灌肠的时间一般以晚上临睡前为宜。

【出处】中医研究院革命委员会编. 常见病验方研究参考资料［M］. 北京：人民卫生出版社，1970.05.

综合评按： 肠间脓肿属中医学"腹部脓肿"范畴，中医分为热性脓肿和冷性脓肿，其病机是由于邪毒结聚或温热内生，壅滞瘀积不散，阻塞经络，气血凝滞，热盛肉腐而形成脓肿。中医外治法治疗，通过热敷、湿敷、炒盐热熨、灌肠以达到消腐排脓的作用。

第三十三节　腹膜恶性间皮瘤

腹膜恶性间皮瘤又称原发性腹膜间皮瘤，是起源于腹膜间皮细胞（具有向上皮细胞和成纤维细胞双向分钟化的能力）的肿瘤，为罕见病。该病表现无特异性，与结核性腹膜炎、腹膜转移瘤难以鉴别，且临床少见，一般不被重视，故易被漏诊。该病多见于30岁以后，男女罹病率无明显差异。本病临床表现不具有特征性，临床症状以腹胀（85%）最常见，其次为腹痛（40%）和腹部肿块（15%），体检发现腹腔积液（62%）和腹部肿块（15%），发现时多为晚期。

（1）饮食积滞型：脘腹胀满，嗳腐吞酸，或恶心呕吐，大便不通，腹痛拒按，舌苔厚浊，脉弦滑。

（2）痰浊中阻型：腹胀满闷不舒，头目眩晕，身重倦怠，或咳嗽吐痰，痰粘不爽，小便黄涩，舌苔浊腻，脉滑。

（3）肝郁气滞型：情志不舒则腹胀满或明显加重，两胁亦胀，心烦易怒，或时作叹息，或呕恶少食，舌苔薄白，脉弦。

（4）脾胃虚弱型：腹部胀满，时宽时急，不欲饮食，喜热喜按，气短乏力，体倦懒言，大便稀溏，四肢欠温，舌淡苔白，脉沉细。

（5）瘀血阻络型：酸胀或痛，腹部膨大，渴不欲饮，食后腹胀愈甚，无矢气，唇青紫，舌有瘀斑，脉沉涩。

一、药物外治法

1. 敷脐法

处方 362

厚朴、枳实各等份。肝胃不和加香附，脾胃不和加生姜汁，寒邪腹胀加葱汁，郁证腹胀加柴胡，痰浊中阻加香附、半夏、茯苓、陈皮、生姜汁调成膏外敷。

【用法】将上药混合，研为粗末，用 60% 的酒精提取有效成分，取适量纳入神阙穴，外用胶布固定，7 天换药 1 次。

【适应证】腹膜恶性间皮瘤腹胀。

【注意事项】敷脐后如局部有皮疹痒痛，应暂停 3~5 天；如出现局部溃疡，应停止敷脐，改用其他疗法。

【出处】张建德编著 . 中医外治法集要 ［M］. 西安：陕西科学技术出版社，1989.12.

2. 热熨法

🥣 **处方 363**

生姜 250g。

【用法】将鲜生姜捣碎，挤出姜汁，炒烫后装入布袋，热熨腹部。待凉后，兑入姜汁，再炒烫，复熨之，每日 2~3 次。

【适应证】寒证型腹膜恶性间皮瘤。

【注意事项】热熨的温度应以患者能忍受为度，要避免发生烫伤。对皮肤感觉迟钝的患者尤需注意。

【出处】刘道清主编. 中国民间疗法［M］. 郑州：中原农民出版社，1987.12.

3. 中药灌肠法

🥣 **处方 364**

川厚朴、炒莱菔子、枳壳、桃仁、赤芍、大黄（后下）、芒硝（兑入）各 15g。

【用法】上药加水至 250ml，盛入输液瓶内，每剂 2 煎，取液 400~500ml，兑入芒硝。患者取侧卧位，肛管入肛门 10~20cm 深，以 60~80 滴 / 分钟滴入，滴完后安静平卧，至有便意即排便，若肛点后仍未排便（超过 10 小时），可再点滴 1 次，至通气排便止。

【适应证】腹膜恶性间皮瘤术后腹胀。

【注意事项】药液要新鲜配制，温度在 38~40℃为宜。对完全性肠梗阻、妊娠、肛门直肠术后、肛门感染或内痔出血的术后腹胀者禁用，脏器衰竭的患者慎用。

【出处】《中级医刊》1985，20（10）：53.

3. 灸脐法

🥣 **处方 365**

生五灵脂 24g，生青盐 15g，乳香 3g，没药 3g，夜明砂 6g（微炒），地鼠粪 9g（微炒），木通 9g，干葱头 6g，麝香少许。共研细备用。

【用法】施灸时取面粉适量，用水调和作圆圈置于脐上（神阙穴），再将药末 6g，放在脐内，另用槐树皮剪成一个圆币形，将脐上的药末盖好（封好用面粉做成的圆圈），上置艾炷，灸治次数可根据腹胀轻重而定。

【适应证】脾胃虚弱型腹膜恶性间皮瘤。

【注意事项】温灸时先灸左方，再灸右方；温灸后半小时内不要用冷水洗手或洗澡；艾灸不可离脐部太近，否则易烫伤；过饥、过饱、酒醉者、孕妇、脐部有损伤或发炎者禁灸。艾灸肚脐并非人人适宜，以上提到的禁忌人群，一定要禁用或慎用。

【出处】田从豁，臧俊岐，等.《中国灸法集萃》[M]. 沈阳：辽宁科学技术出版社，1987.02.

二、非药物外治法

隔葱盐灸

🥢 **处方 366**

取天枢（双），上巨虚（双）。

【操作】取天枢（双），上巨虚（双）穴，将葱白 120g，食盐 30g 共捣制成饼状，厚 0.8cm，置以上所选穴位上，点燃艾条 2 根，同时灸患者两侧同名穴位，至局部皮肤微红充血以能忍耐为度。每日 1~2 次，灸治次数根据病情轻者少灸，重者多灸。

【适应证】腹膜恶性间皮瘤术后腹胀。

【注意事项】在施灸过程中若不慎灼伤皮肤，致皮肤起透明发亮的水疱，须注意防止感染。

【出处】《新中医》1985，17（11）：26.

综合评按：腹膜恶性间皮瘤患者突出的表现腹部胀满不舒，主要病理机制为脐气不通。中医外治法治疗，通过皮肤、经脉、孔窍等途径，采用蒸、灸、熏、敷等方法，促进肠胃功能。在临证应用中，灸脐法简便，效果可靠，对实寒性及虚寒性腹胀尤为适宜。灌肠等法，对病情较重、病程较久的患者采用较宜。

第三十四节　肠系膜原发性肿瘤

肠系膜为腹腔内的重要结构之一，是肠道附着于后腹壁的腹膜褶，解剖上包括小肠系膜、阑尾系膜、横结肠系膜和乙状结肠系膜。原发性肠系膜肿瘤较少见，起病隐匿，临床表现及实验室检查均无特异性，临床误诊率较高。肠系膜肿瘤病变的患者，常表现为一些非特异性临床症状，如腹泻、腹痛、体重减轻和扪及腹部包块等。恶性肿瘤除腹痛及腹部肿块外，尚有消瘦、贫血及肠梗阻等症状。

1. 临床表现

原发性肠系膜肿瘤可发生在肠系膜任何部位，因不累及消化道腔，少有出血、肠梗阻表现，可有腹痛、腹部肿块等，且因生长在腹腔，等发现时往往肿瘤体积较大。其临床表现与肿瘤大小、部位、性质及有无并发症有关。肿瘤较小时可无临床表现。随着肿瘤长大到一定程度可出现腹胀及包块压迫症状，导致肠扭转、肠梗阻等表现。

2. 中医分型

中医学可归属"腹痛"范畴。中医学认为腹痛是指胃部以下、耻骨以上部位发生的疼痛，引起疼痛的常见病因有情志刺激，饮食不节，寒温失调，虫积等。其基本病机为实邪内阻，气血壅滞，或气血亏虚，经脉失荣。

（1）寒实腹痛型：腹痛较剧，大便不通，手足厥逆，苔白，脉弦紧。

（2）虚寒腹痛型：腹中时或腹痛绵绵，喜温喜按，四肢不温，溲清便溏，舌淡苔白，脉细无力。

（3）气滞腹痛型：腹痛、胀闷，痛无定处，恼怨尤甚，嗳气、矢气后减轻，纳呆，善太息，舌苔薄白，脉弦。

（4）瘀血腹痛型：腹部刺痛，拒按，痛处不移，入夜尤甚，舌质青紫或有瘀斑，脉涩。

一、药物外治法

1. 敷脐法

🥣 处方 367

吴茱萸、小茴香各等份。

【用法】上方研细末，装瓶备用，成人每次取 0.2~0.5g，热酒调和，干湿适度，纳脐中，上用纱布覆盖，胶布固定。每日 1 次，以痛解为止。

【适应证】虚寒型肠系膜原发性肿瘤腹痛者。

【注意事项】敷脐后如局部皮肤有皮疹痒痛，应暂停 3~5 天；如出现局部溃疡，应停止敷脐，改用其他疗法。

【出处】刘道清主编. 中国民间疗法［M］. 郑州：中原农民出版社，1987.12.

2. 中药贴敷法

🥣 处方 368

大黄、黄柏、姜黄、白芷各 60g，天南星、陈皮、苍术、厚朴、甘草各 25g，天花粉 120g。

【用法】上述药物共为细末，用酒或醋，或麻油调敷局部，每日 1 次。

【适应证】热毒型肠系膜原发性肿瘤腹痛。

【注意事项】急性炎症、皮肤破流滋水、疮面糜烂之处，禁用本法；涂摩动作要轻揉，并取得患者合作；摩擦前要洗净双手，并注意避风寒。

【出处】黄星垣主编. 中医内科急症证治［M］. 北京：人民卫生出版社，1985.07.

🥣 处方 369

枯矾 6g，胡椒 1 粒，葱白 5 寸，大枣 1 枚。

【用法】前两味研末，葱白连须用，大枣去核，诸药融合，捣融如膏。取药膏 5 分钟硬币略大而稍厚，贴于神阙、天枢、关元穴，盖以纱布，胶布周定，每日 1 次。

【适应证】寒实型肠系膜原发性肿瘤腹痛。

【注意事项】敷药时要使患者采取适当体位并固定药物，根据患者的年龄、体质或病情，确定敷药的剂量及时间。

【出处】《药物穴位贴敷疗法》。

3. 太乙神针灸疗法

🥣 **处方 370**

中脘、气海、神阙、足三里、阿是穴。

【操作】制针：人参 120g，参三七 240g，山羊血 90g，千年健 500g，苍术 500g，祁艾 2000g，乳香 500g，没药 500g，小茴香 500g，甘草 1000g，麝香 120g，防风 1200g。诸药共为细末，将细软棉纸 3~4 层平铺于板上，取艾绒 15g，药末 15g，匀撒于纸上，卷成 20cm 长，直径 3cm 的针管（愈紧愈好）。一端以线绳扎口，一端以牛皮纸封固，制成后再用蛋清涂刷，令其阴干，切勿日晒，待蛋清干透，即可包存备用。取中脘、气海、神阙、足三里或阿是穴以灸之。每日 1 次，每次每穴 5~10 分钟，7 次为 1 疗程。

【适应证】虚寒型肠系膜原发性肿瘤腹痛。

【注意事项】孕妇腰骶部、腹部禁灸；使用本疗法要注意防止发生烫伤现象；使用本疗法时最好能备两支艾条，以便一支燃尽时，另一支立即接上，使火力不辍，效果更佳。

【出处】刘道清主编. 中国民间疗法 [M]. 郑州：中原农民出版社，1987.12.

二、非药物外治法

1. 耳穴压豆法

🥣 **处方 371**

耳穴腹点、腹痛点、脾俞点。

【操作】取耳穴腹点、腹痛点、脾俞点，将王不留行籽或白芥子贴于 0.3cm×0.5cm 的胶布上，贴于耳穴双侧腹点、腹痛点、脾俞点部位，嘱患者半小时按压 1 次，每次按压 5 分钟。

【适应证】肠系膜原发性肿瘤所致的腹痛。

【注意事项】贴压耳穴应注意防水，以免脱落；夏天易出汗，贴压耳穴不宜过多，时间不宜过长，以防胶布潮湿或皮肤感染；耳郭皮肤有炎症或冻伤者不宜采用；对过度饥饿、疲劳、精神高度紧张、年老体弱者及孕妇按压宜轻，急性疼痛性病症宜重手法强刺激，习惯性流产者慎用。

2. 艾灸法

处方 372

中脘、神阙、天枢、足三里、下脘、太白、公孙、脾俞、胃俞、气海、三阴交、膻中、阳陵泉、内关、太冲、期门等穴。

【操作】应用适量艾炷或艾条实施灸法。寒邪内侵：取中脘、神阙、天枢、足三里，兼恶寒发热配合谷。每日施灸 1~2 次，每穴灸 3~5 壮，亦可艾条悬灸。积食停滞：取下脘、足三里、太白、天枢，腹胀满者加公孙。脾阳不振：取脾俞、胃俞、中脘、气海、足三里，便溏者加三阴交。每日施灸 2 次，每穴 5~10 壮，可用艾条悬灸 5~10 分钟。气血瘀滞：取膻中、气海、阳陵泉、内关，太冲，胁痛加期门。每日施灸 1~2 次，每穴 3~5 壮，可用艾条悬灸。

【适应证】肠系膜原发性肿瘤腹痛属寒邪内侵、积食停滞、气血瘀滞等。

【注意事项】对昏厥或局部知觉减退的患者及小儿，应将食指、中指两指置于施灸部位两侧以测知局部受热程度，随时调节施灸距离，掌握施灸时间，防止烫伤；灸治时，应注意艾条与皮肤之间既要保持一定距离。又要达到足够的热力。特别要注意不同病证与患者之间的差异。

【出处】章逢润，耿俊英，等.《中国灸疗学》[M]. 北京：人民卫生出版社，1989.

【综合评按】肠系膜原发性肿瘤较为罕见，其症状多为腹痛，中医可归为"腹痛"范畴，中医外治法治疗腹痛，有方法简便、取效迅捷的特点。对急慢性腹痛均有切实、可靠的疗效。热熨、敷脐、艾灸、太乙神针等方法，均是通过局部的物理、化学的方法，起到温通经脉、驱寒逐阴、行气活血的作用。在给药途径上，有耳穴压豆、薄贴、贴敷等多种方法，这些方法，在临证选用时，可一法单独使用，亦可数法并举，务求腹痛速除。

而对腹痛剧烈，痛无休止，肢冷脉微者，应数法合用，或结合内服，或中西医结合，综合治疗。腹痛的中药外治疗法，内容丰富，方法多样，不仅有局部的对症治疗，也有全身的多途径、多方位的给药方法。寓寒、热、温、凉、攻、补、散、收于一体。不仅弥补了口服药的单一方法的不足，也为内服药效果不佳，或不愿接受内服药的患者另辟蹊径，值得大力推广。

《当代中医外治临床丛书》
参编单位

（排名不分先后）

总主编单位

河南大学中医药研究院　　　　　　中华中医药学会慢病管理分会

开封市中医院　　　　　　　　　　海南省中医院

北京中医药大学深圳医院

副总主编单位（排名不分先后）

北京中医药大学　　　　　　　　　南京中医药大学

山东中医药大学　　　　　　　　　河南大学中医院

黑龙江中医药大学　　　　　　　　辽宁中医药大学

四川省第二中医医院　　　　　　　浙江省义乌市中医医院

南阳理工学院张仲景国医国药学院　湖北省英山县人民医院

河南省中医糖尿病医院　　　　　　江西省高安市中医院

河南省长垣中西医结合医院　　　　甘肃省兰州市中医医院

甘肃省兰州市西固区中医院　　　　河南省开封市儿童医院

河北省馆陶县中医院　　　　　　　湖北省咸宁市中医院

湖北省武穴市中医院　　　　　　　中日友好医院

编委单位（排名不分先后）

河南省中医院　　　　　　　　　　河南省开封市第五人民医院

南阳理工学院张仲景国医国药学院　河南省郑州市中医院

开封市中医糖尿病医院　　　　　　河南省项城市中医院

广东省深圳市妇幼保健院　　　　　河南省荥阳市中医院

山东省聊城市中医院

中国人民解放军陆军第 83 集团军医院

甘肃省兰州市西固区中医院

成都中医药大学

江苏省扬州市中医院

江苏省盐城市中医院

江苏省镇江市中医院

河北省石家庄市中医院

河南省三门峡市中医院

河南省三门峡市颐享糖尿病研究所

河南省安阳市中西医结合医院

河南省林州市人民医院

广州中医药大学顺德医院附属均安医院

河南省南阳市中医院

河南省南阳名仁医院

河南省骨科医院

河南省濮阳市中医院

四川省南部县中医院

贵州省福泉市中医院

浙江省义乌市中医医院

海南省三亚市中医院

黑龙江省安达市中医医院

湖北省天门市中医医院

湖北省老河口市中医医院

深圳市罗湖区中医院